はははははいい

混合歯列期編 1

母は歯はいい。

6歳臼歯　大人の歯の入り口

みんなみにくいあひるの子。

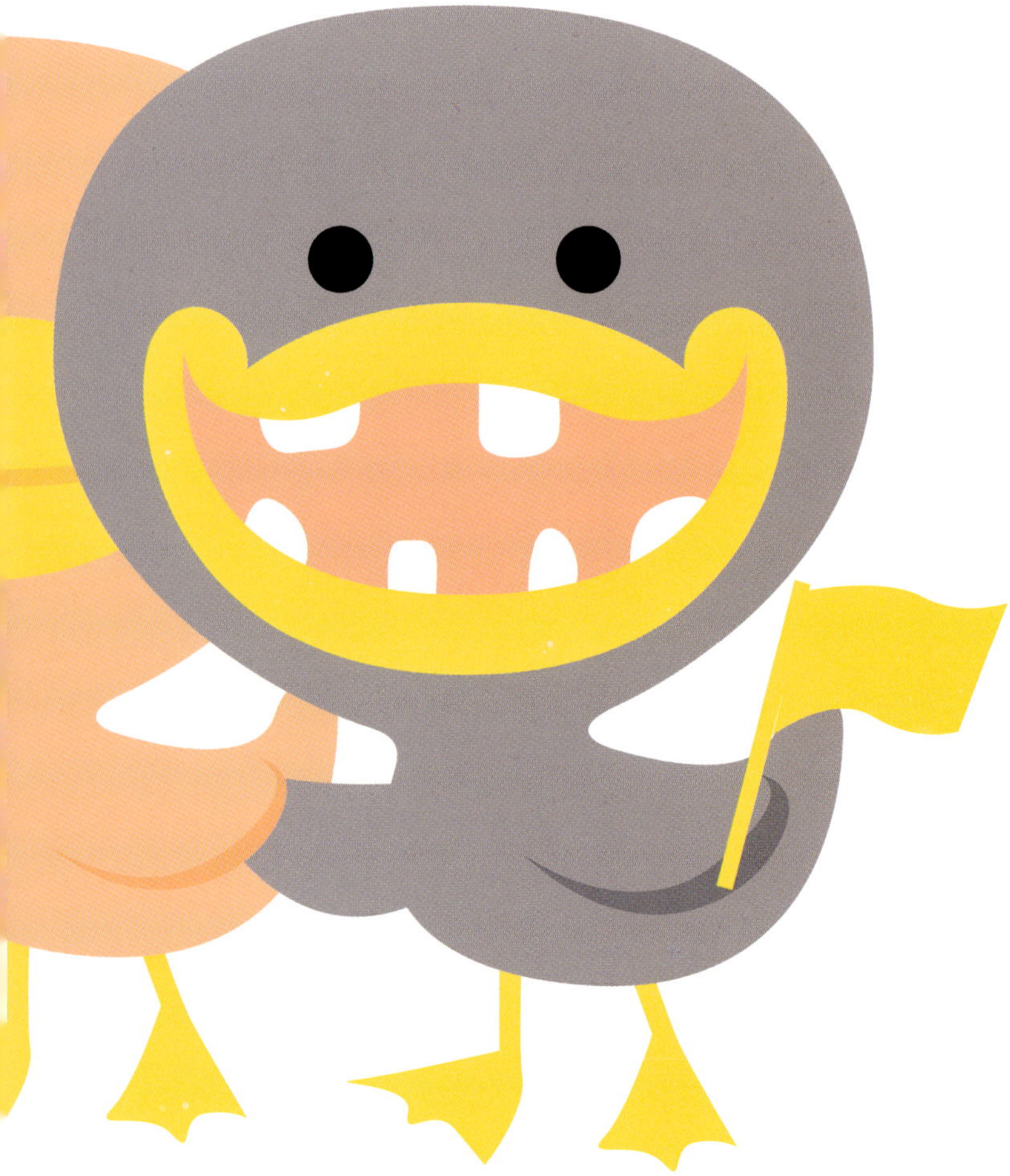

「みにくいあひるの子」期

乳歯と永久歯が生え替わる。混合歯列期《こんごうしれつき》といいます

お子さんの口の中では、乳歯から永久歯への生え替わりがはじまります。この時期を、アグリーダックステージ（＝「みにくいあひるの子」期）といいます。あひるの子たちの群れに紛れ込んだ白鳥の赤ちゃんが、毛の色が違うといじめられるのですが、やがて真っ白な白鳥になって大空に飛び立つという童話から名づけられた歯学用語です。5〜6歳のころ、最初の大人の歯、第一大臼歯が生えてきます。やがて前の歯が抜け落ちながら、大きな前歯が生えてきます。こうした凸凹の歯並びの口内環境では、プラーク（歯垢《しこう》）がたまりやすく、むし歯になりやすい。さあ、みんなで真っ白い歯の白鳥になろう。

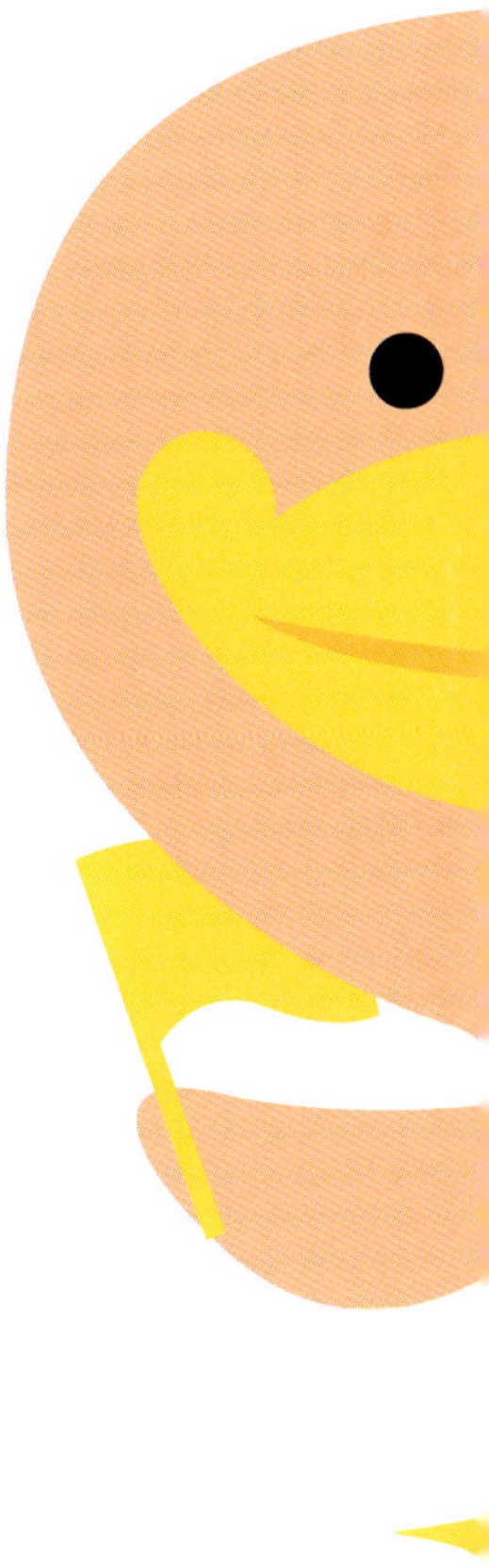

6歳臼歯は、若葉マーク。

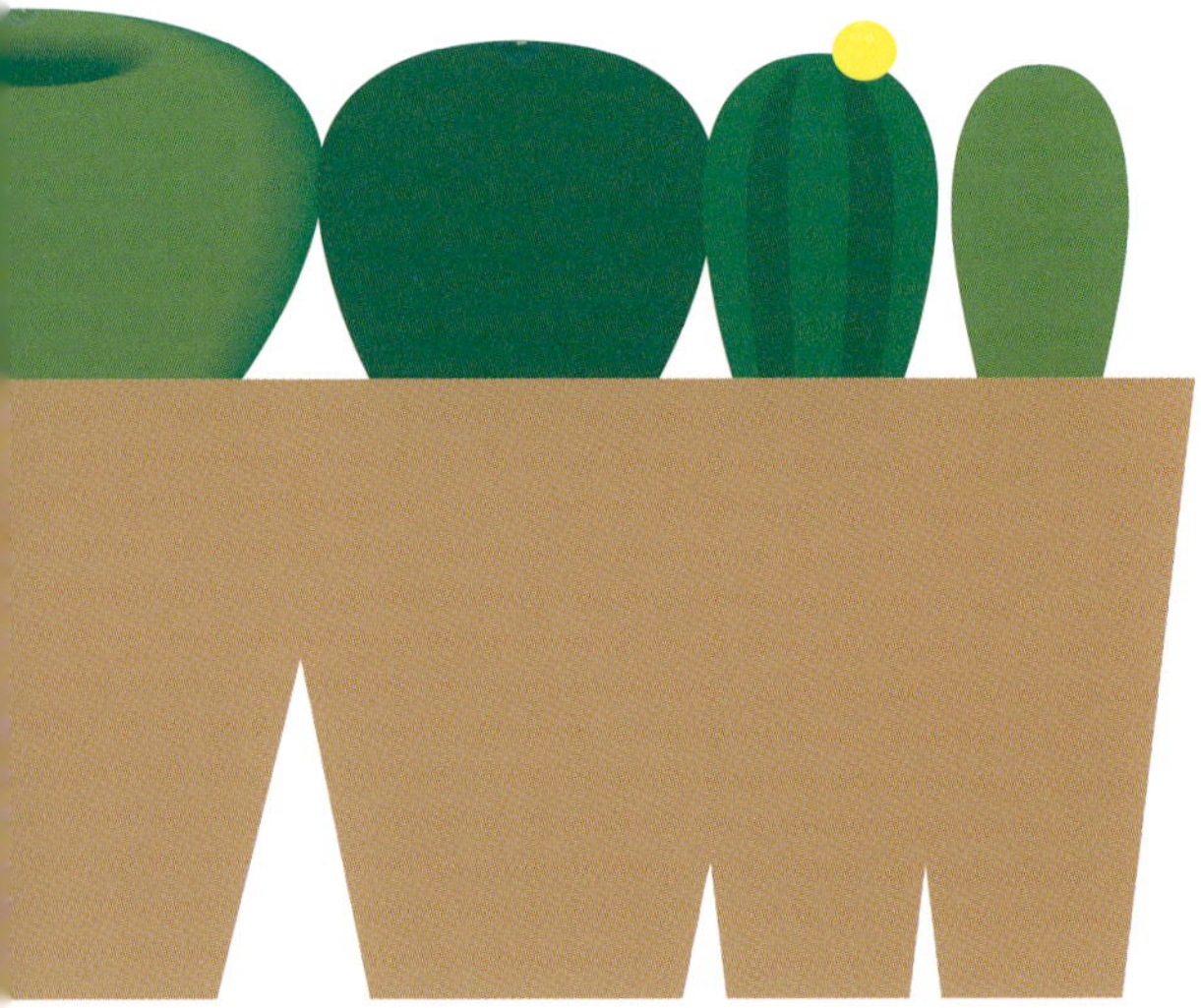

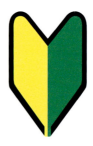

6歳 大人の歯が生えてくる

若葉マークは1年間つける。6歳臼歯は、1年かけて生えてくる

5～6歳になると、お口の一番奥に大きな歯が生えてくる。これが、6歳臼歯（第一大臼歯）です。前の歯が抜け替わるきざしよりも先に生えてくる大人の歯です。一人前の歯に成長するには1年もかかります。初めのころは、背も低くて、乳歯（第二乳臼歯）の奥に隠れているので、みがき残しも多くなり、歯の成分もまだ軟らかくて、きちんと生えるまでにむし歯にしてしまいがち。6歳臼歯は「一番奥に生えてくる 一番背の低い 一番大きな歯」なのです。お子さんのひとりみがきでは、6歳臼歯に歯ブラシの毛先が届くようにみがくのはむずかしい。おやすみ前の、お母さんの仕上げみがきはまだまだ欠かせませんね。

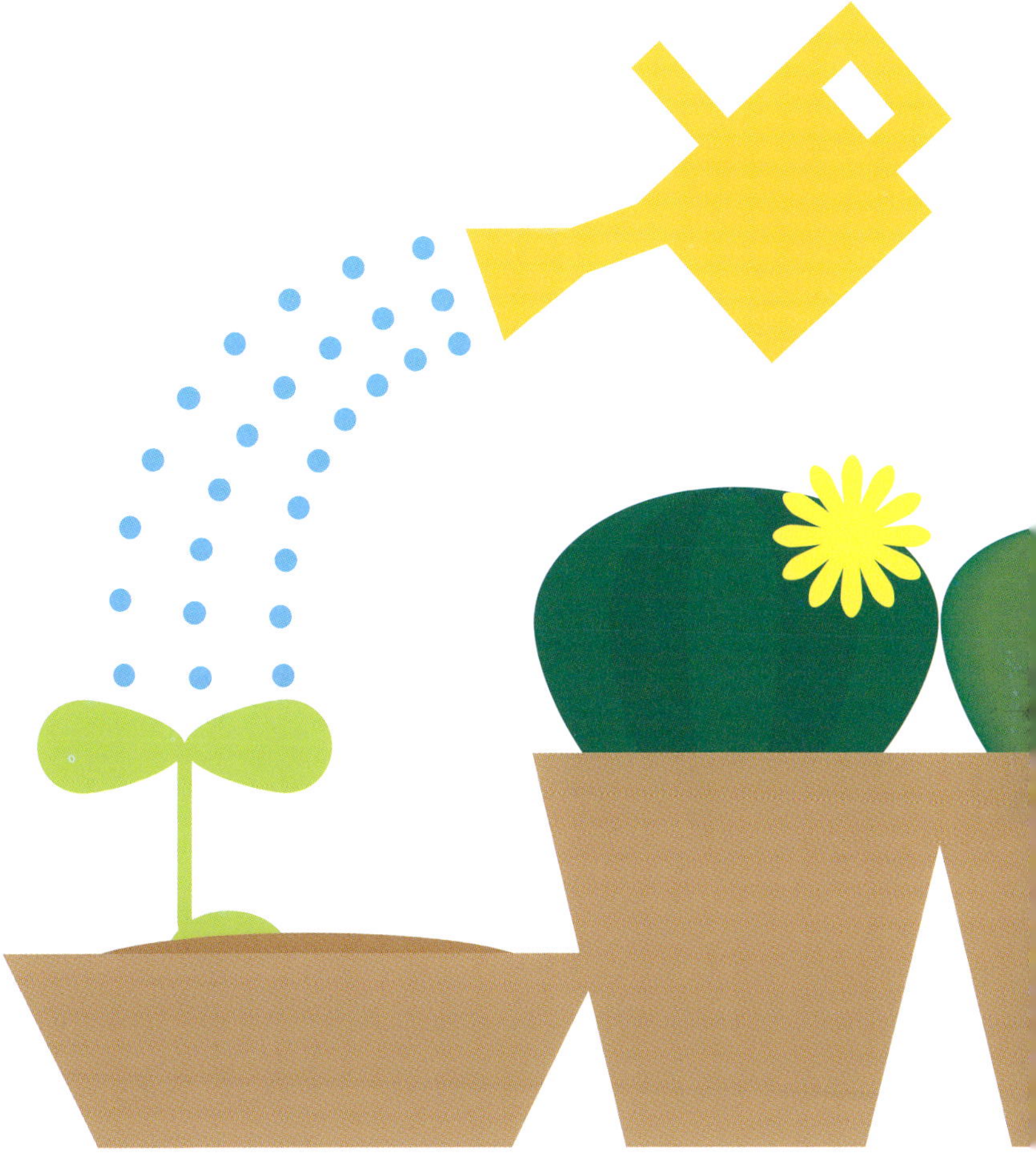

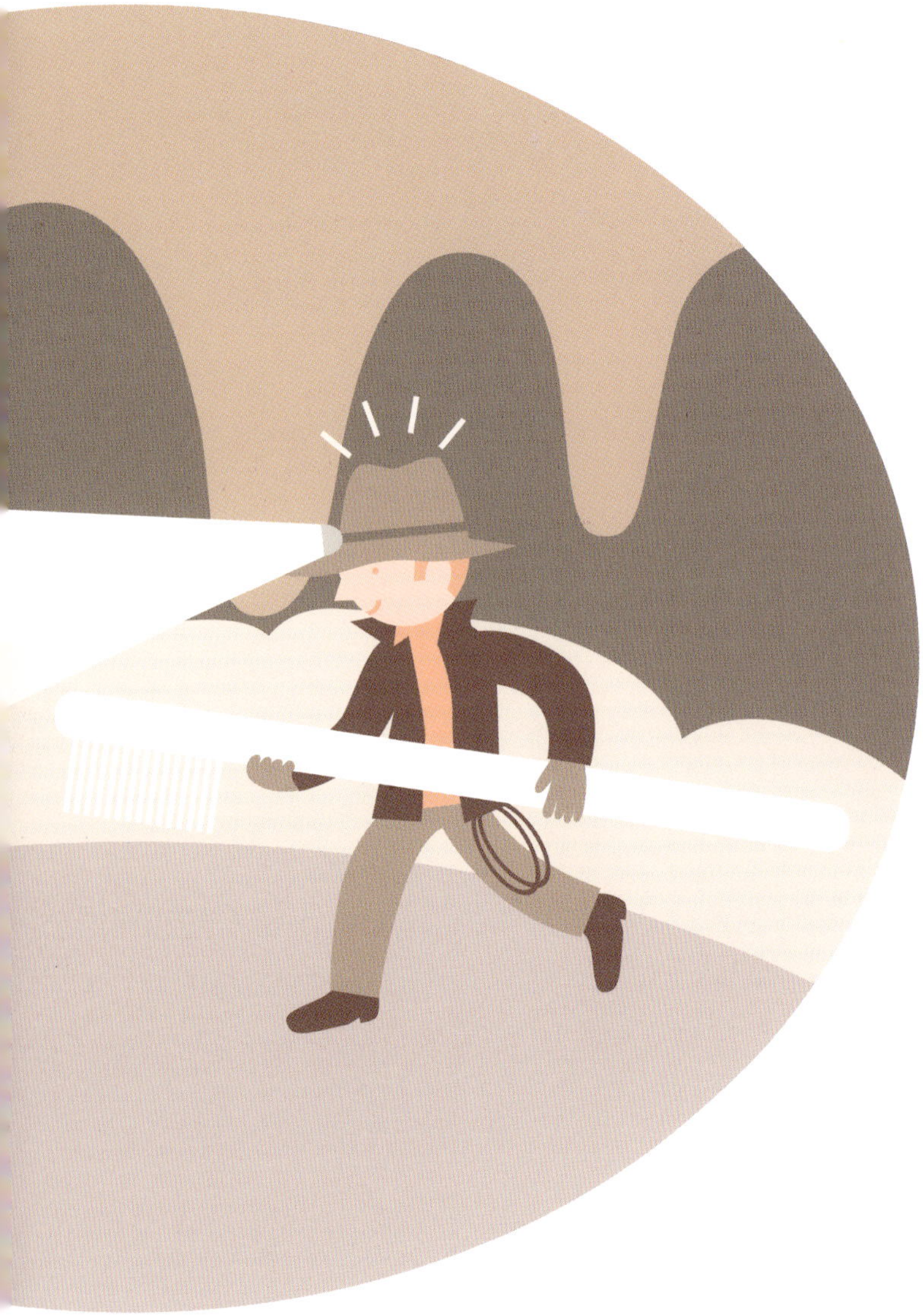

お口の奥地。

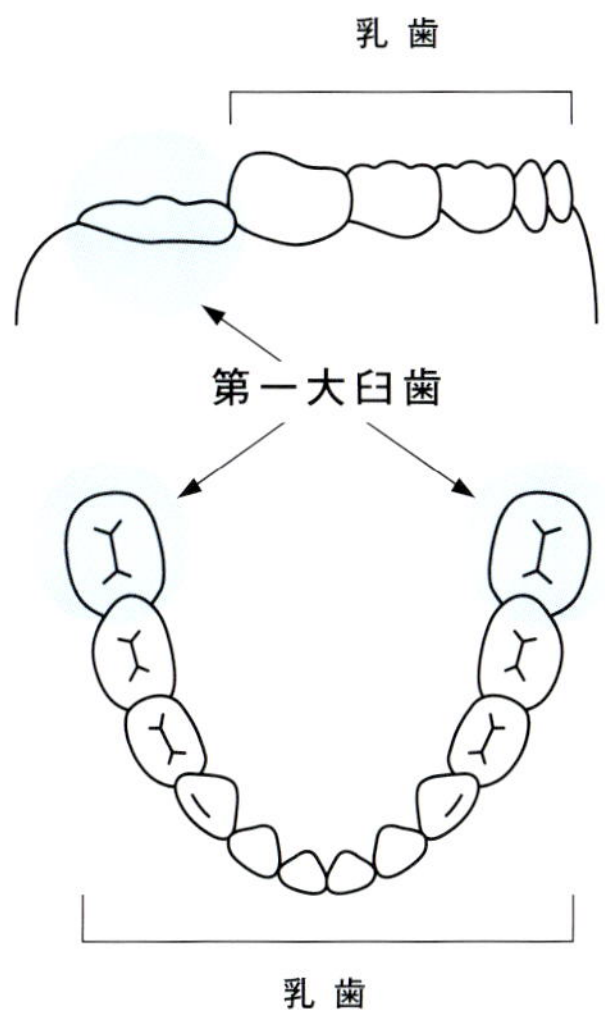

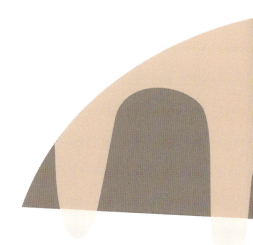

6歳臼歯は、たからもの

歯ブラシの毛先が届かない。そこがむし歯にやられちゃう

お子さんのお口の中には6歳臼歯（第一大臼歯）が生えてきます。やがて前歯の乳歯から抜けはじめて、大人の歯に入れ替わろうとしています。12歳のころには、12歳臼歯（第二大臼歯）も生えてきて、大人の歯に近づきます。最後に犬《けん》歯の高さが揃い、大人の歯列28本が完成します。ちなみに、犬歯は一番頑丈《がんじょう》で一番長い歯です。6歳臼歯と12歳臼歯は、食べものを噛《か》むうえでもっとも大切な役割をもつ歯です。12歳臼歯より先に生えてくる6歳臼歯ですが、12歳臼歯より大きく、噛む力も大きな役割を与えられています。ところが、6歳臼歯はもっともむし歯になりやすい歯なのです。お口の中の見つけにくい6歳臼歯の芽生えに気づいて、大人の歯を守りましょう。

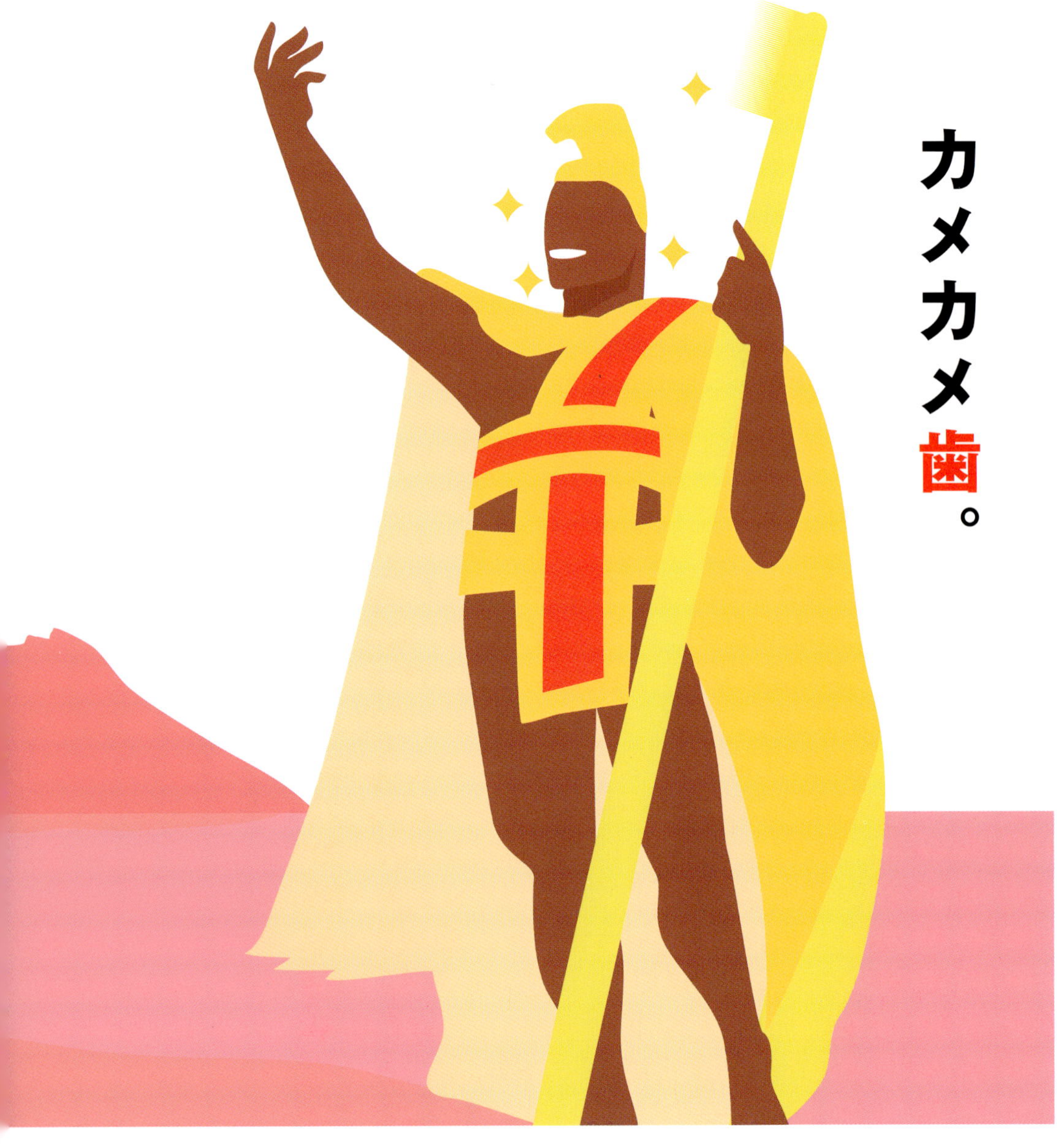

カメカメ歯。

歯の王さま

6歳臼歯（第一大臼歯）は歯の王さま。でもむし歯になりやすい

第一大臼歯と、12歳のころ生えてくる第二大臼歯は、生涯《しょうがい》にわたり咀嚼《そしゃく》（噛《か》むこと）の中心となる大切な歯です。よく噛むことで、だ液が分泌されます。だ液のなかの酵素《こうそ》がデンプンを糖に変えてくれるから、食べものがおいしくなります。ところが残念なことに、第一大臼歯は、もっともむし歯になりやすい歯でもあるのです。それは、6歳のころにひっそりゆっくりと生えてくる歯ですから、お子さんもお母さんも、初めての大人の歯に対する知識がない。歯の成分もまだ軟らかい。奥歯には溝があるからプラーク（歯垢《しこう》）がたまりやすいなどの理由があげられます。歯ブラシのハンドルをほほを押し広げるようにさしこんで、毛先の全体が歯の上面に当たるようにみがきましょう。

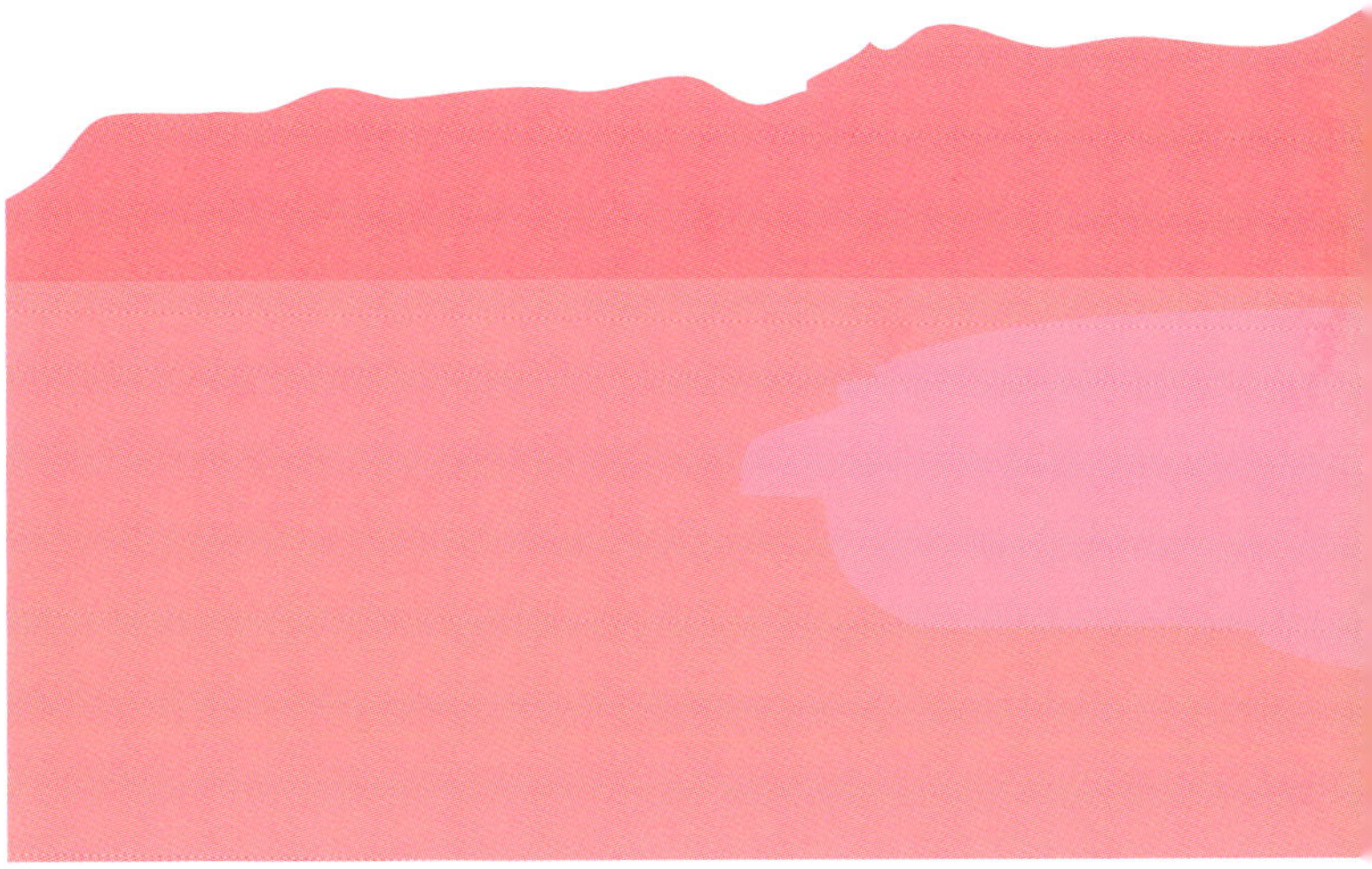

ひみこのはがい〜ぜ。

ひ　肥満の防止
み　味覚の発達
こ　ことばの発音がはっきり
の　脳の発達
は　歯の病気予防
が　がんを予防
い　胃腸を丈夫に
ぜ　全身の体力向上

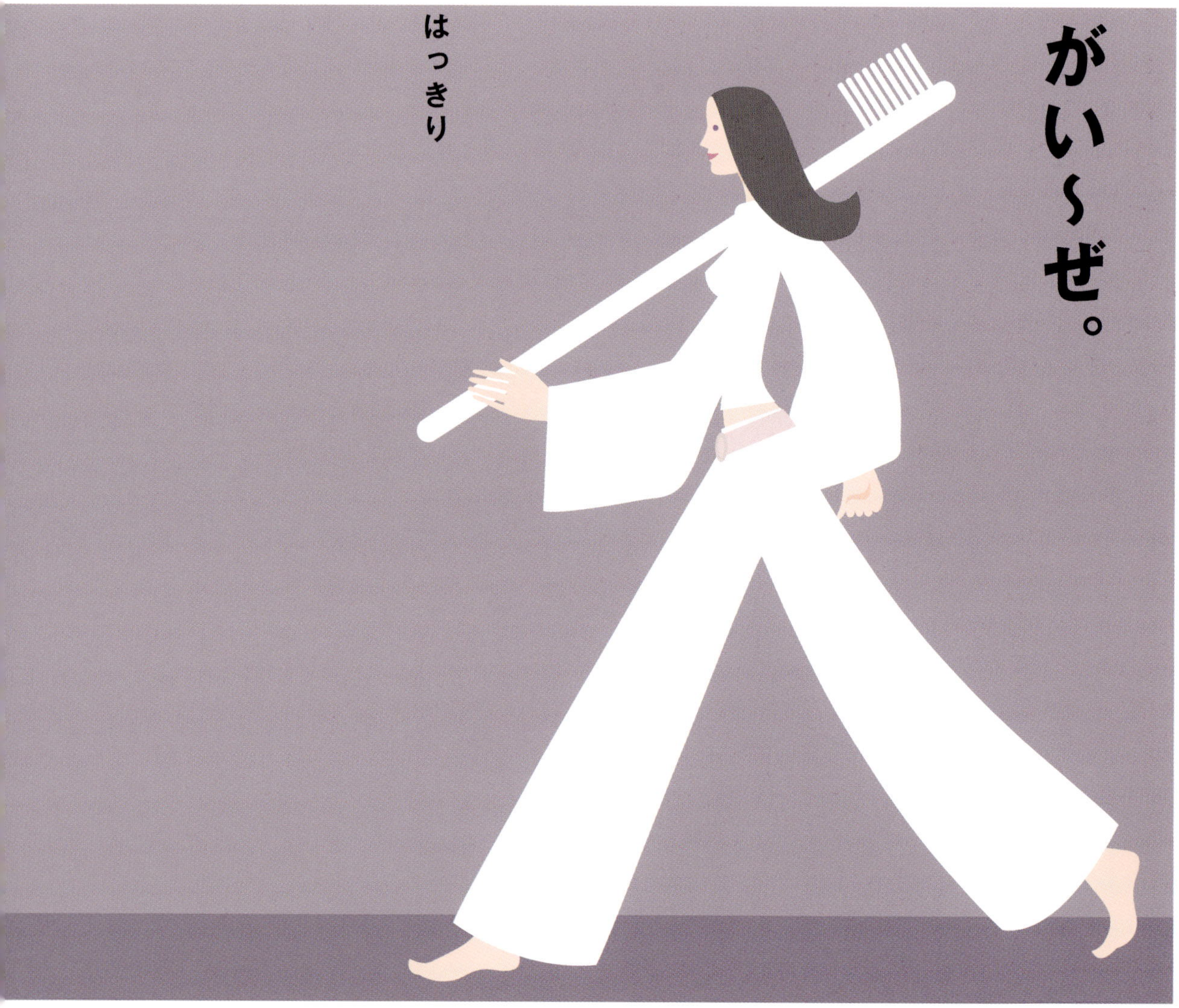

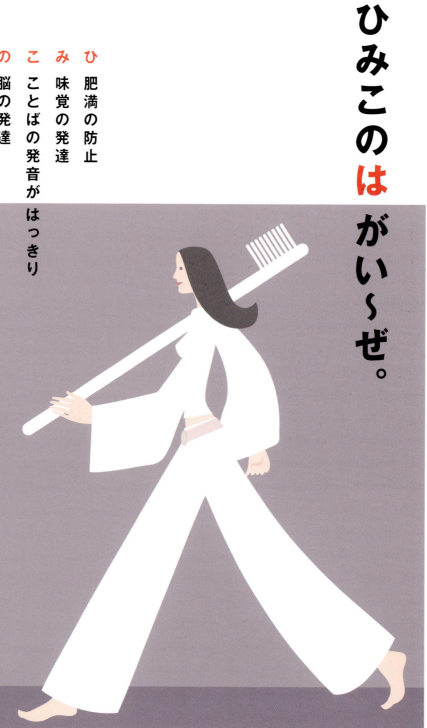

噛《か》むことの効用

いい歯で噛むことが、全身を活性化する。健康につながる

よく噛むことで歯やあごが丈夫になります。食べものを噛みしめたり、歯を食いしばることができます。全身に力がみなぎり、スポーツを思いっきり楽しむことができ、健康な身体がつくられるのです。よく噛むことで味覚も発達し、脳の発達にもつながります。健全な身体や精神は、いい歯があってこそ。卑弥呼《ひみこ》の時代の食事は、食材に硬いものが多かったせいか、一食あたり４０００回も噛んでいたといわれています。古代から近代、近代から現代へと移るにつれ、噛む回数は減ります。今日《こんにち》の噛む回数の目安として、ひと口30回といわれています。あなたの家族の食卓は、ひと口何回噛んでいますか。

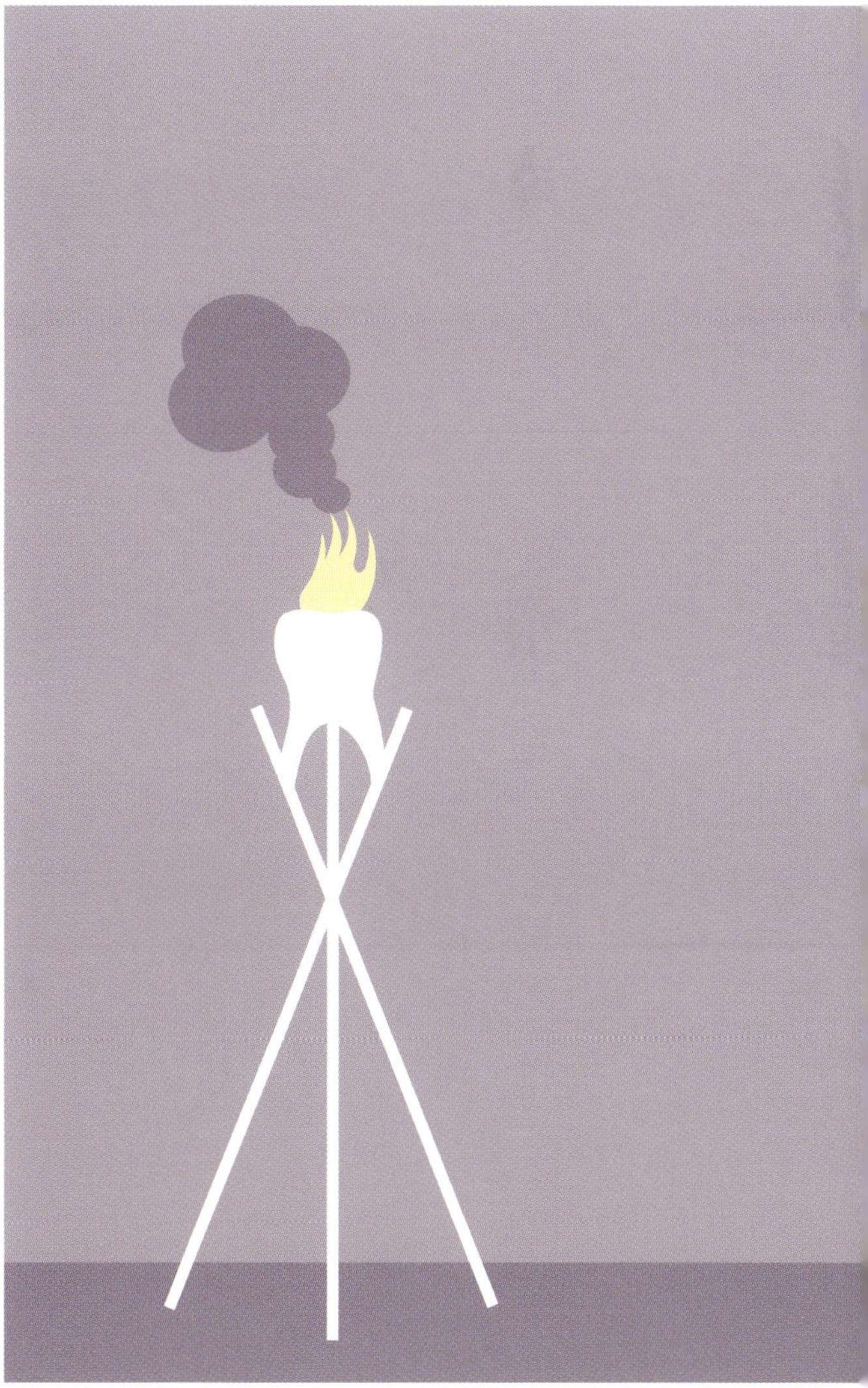

前と奥のあいだに、
犬がいます。

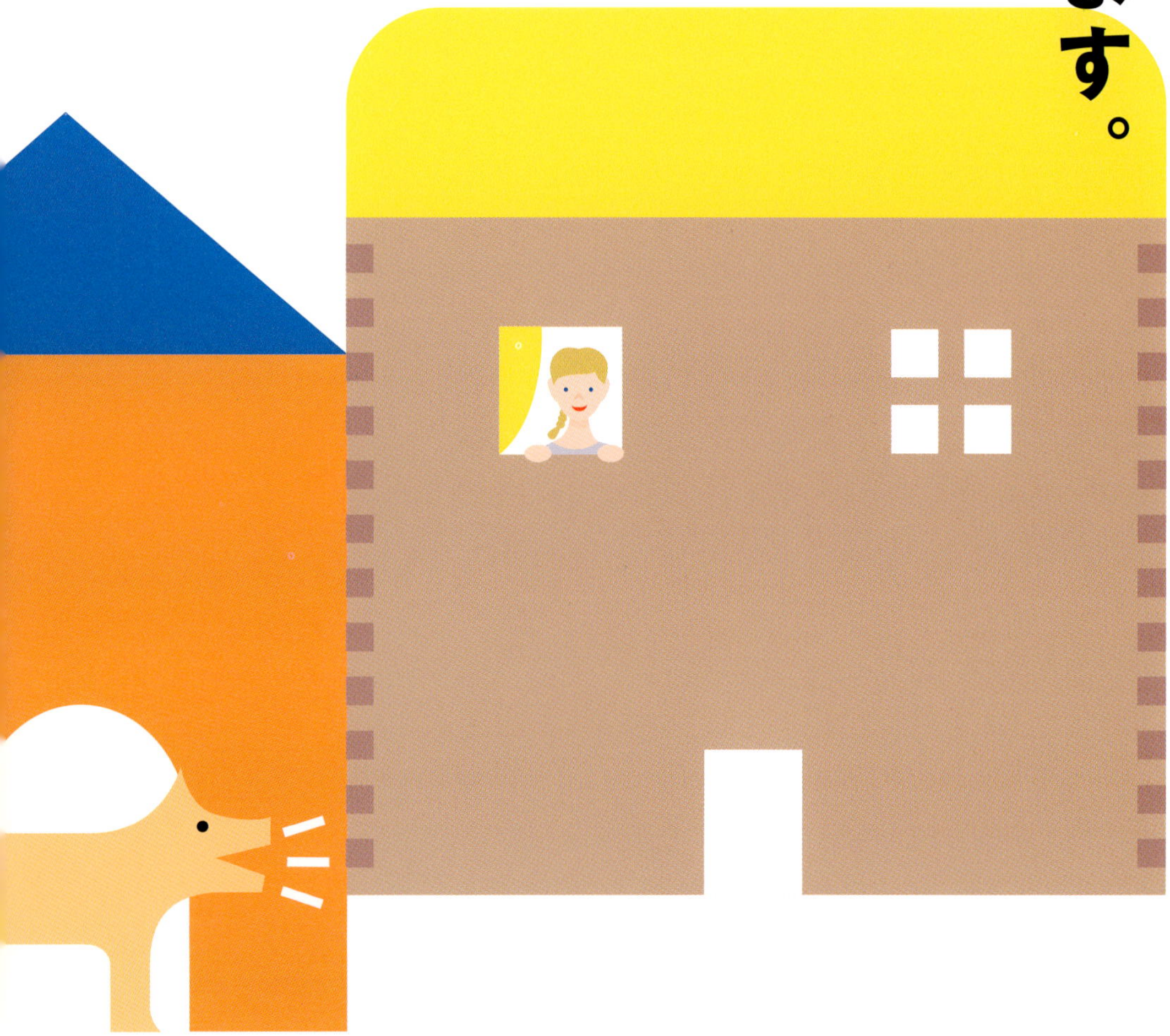

乳歯と混合歯列期初期の歯の比較（上顎）

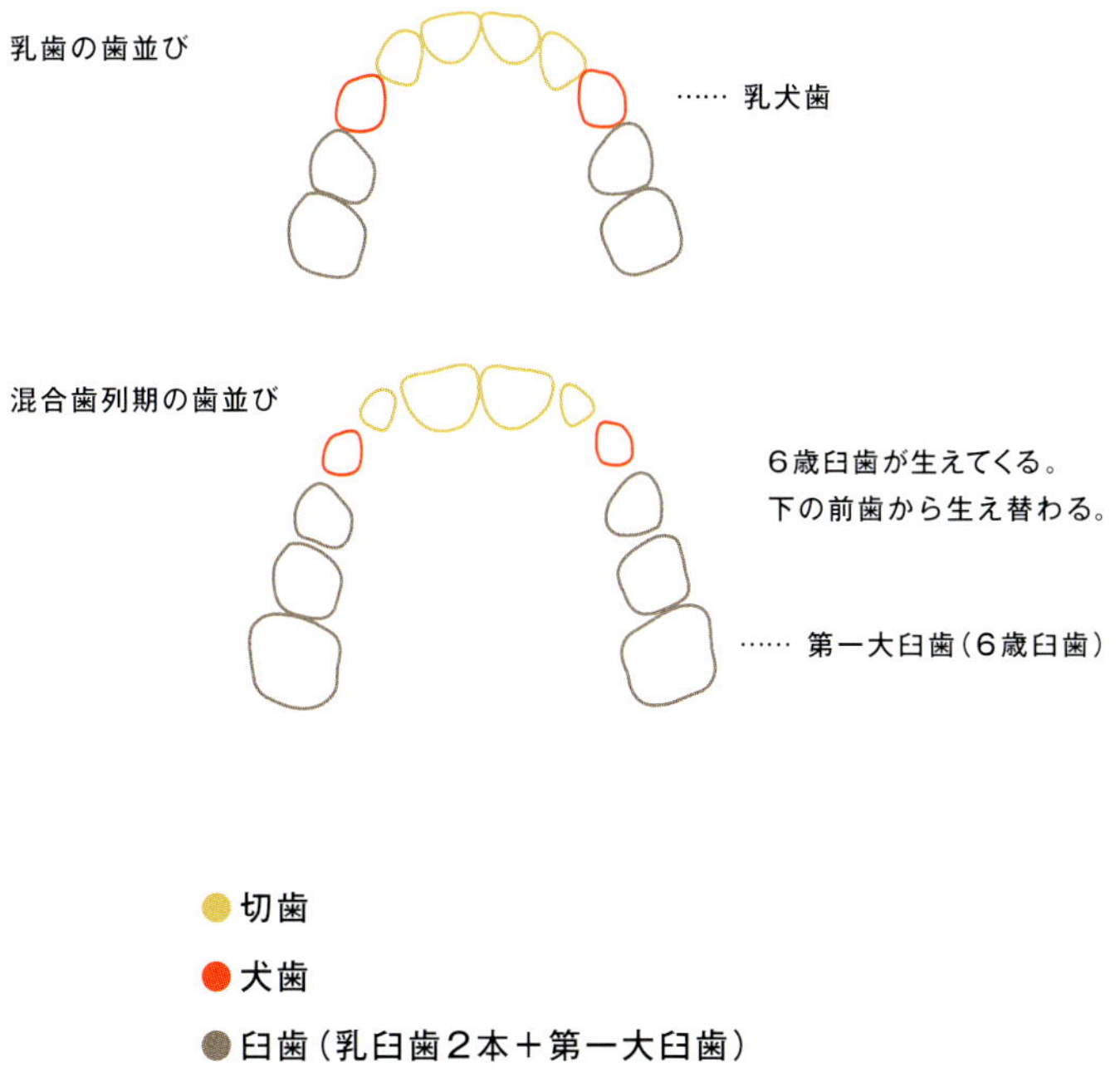
乳歯の歯並び
…… 乳犬歯
混合歯列期の歯並び
6歳臼歯が生えてくる。
下の前歯から生え替わる。
…… 第一大臼歯（6歳臼歯）
切歯
犬歯
臼歯（乳臼歯2本＋第一大臼歯）

前の歯と奥の歯のあいだには、犬歯があります

切歯《せっし》　犬歯《けんし》　臼歯

前歯・糸切り歯・奥歯ともいう、切歯・犬歯・臼歯ですが、なぜ人間はこんなにたくさんの種類の歯を持っているのでしょうか。それは、お口の入り口で野菜などを噛み切るのが前の歯、肉を食いちぎるのが犬歯、奥に運んで細かくすり潰《つぶ》すのが奥の歯とそれぞれに役目があるからなのです。つまり、人間とは野菜も肉もなんでも摂取《せっしゅ》して生命を維持している動物なのです。歯が1本でも欠けていたり、歯並びが悪くて食べものをよく噛めないと、身体に必要なものをおいしく食べられない。お子さまの健康な身体をつくるのは健康な歯です。

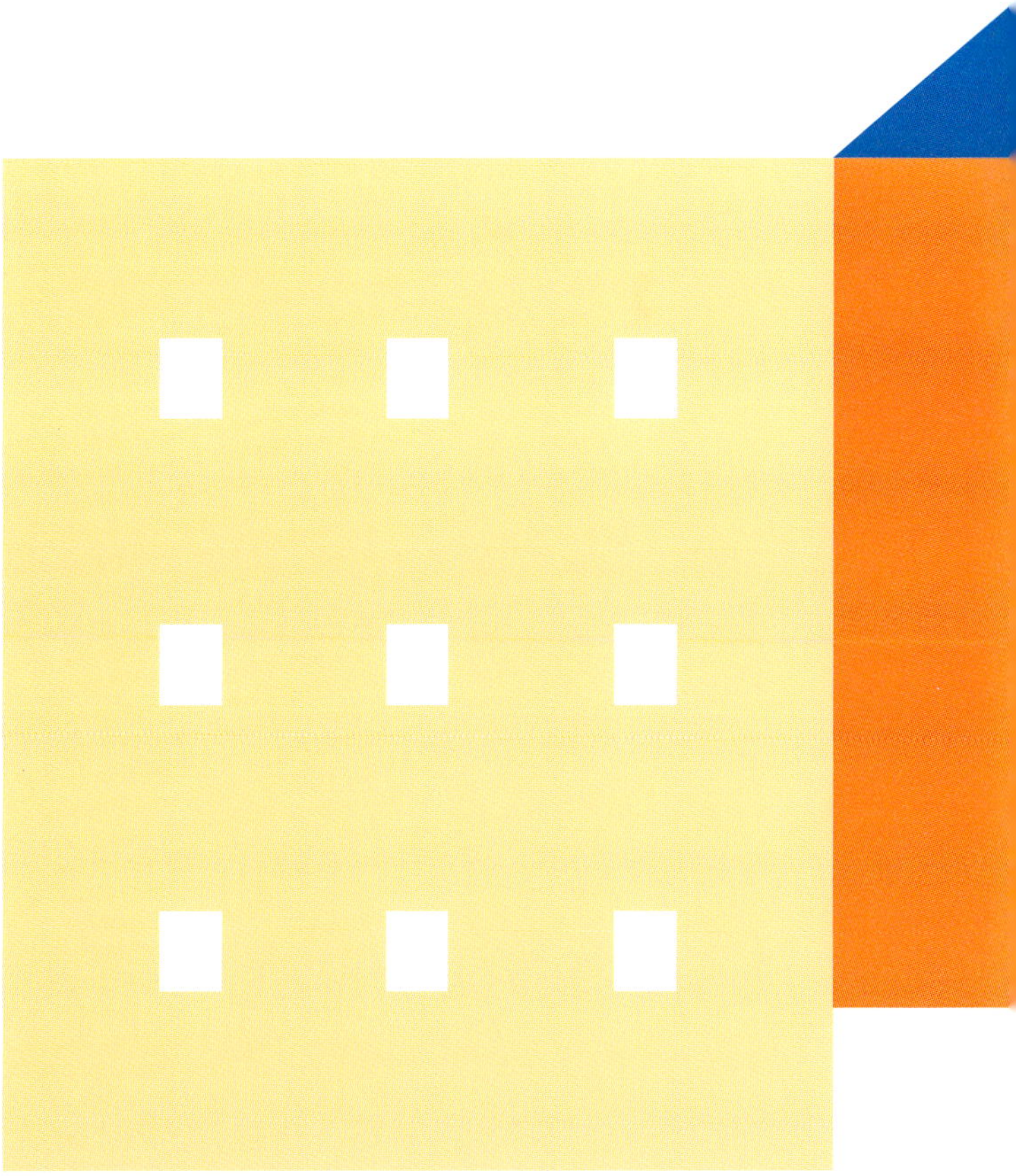

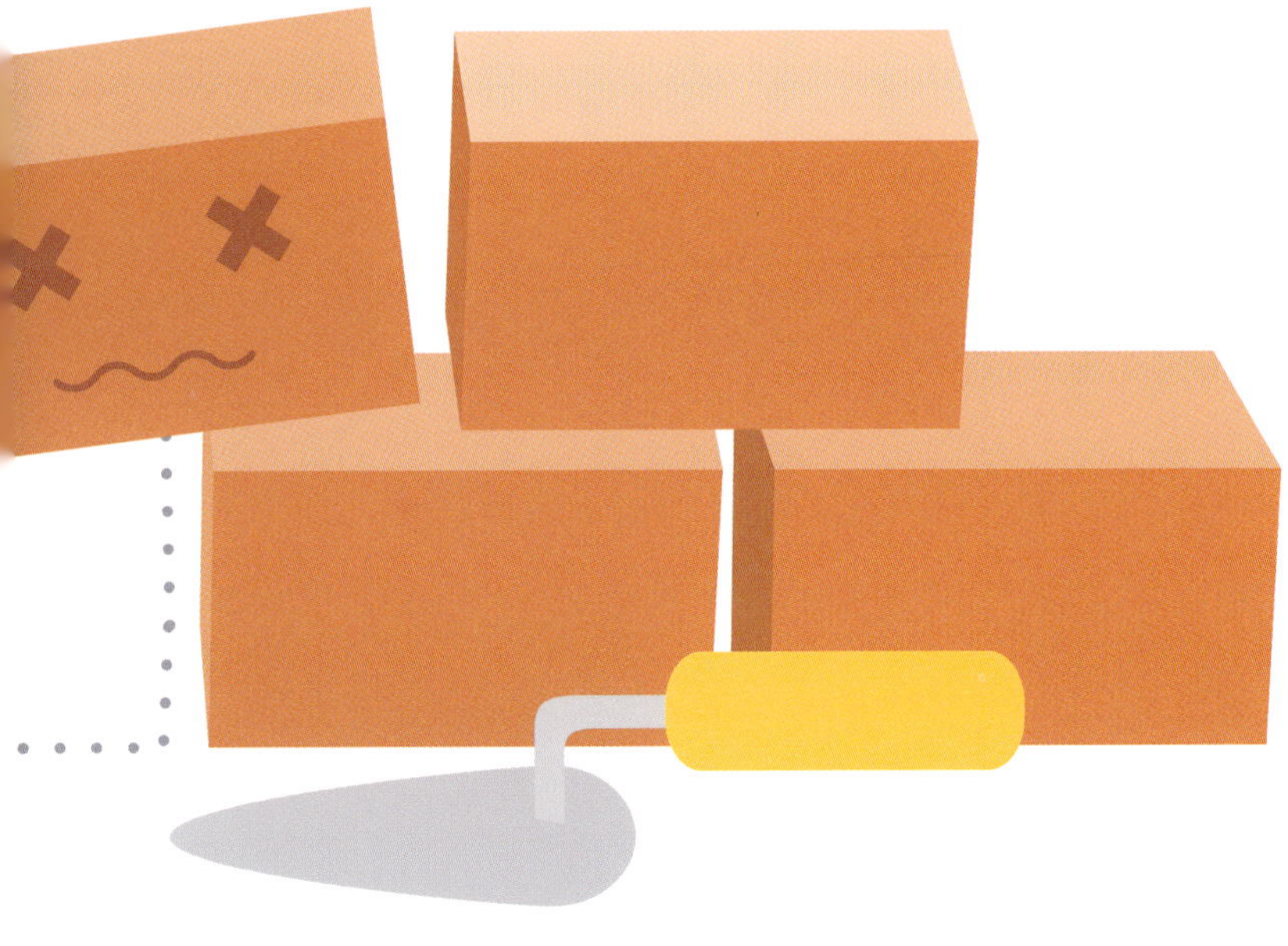

1人は2人を、ささえてる。

奥歯の噛み合わせ

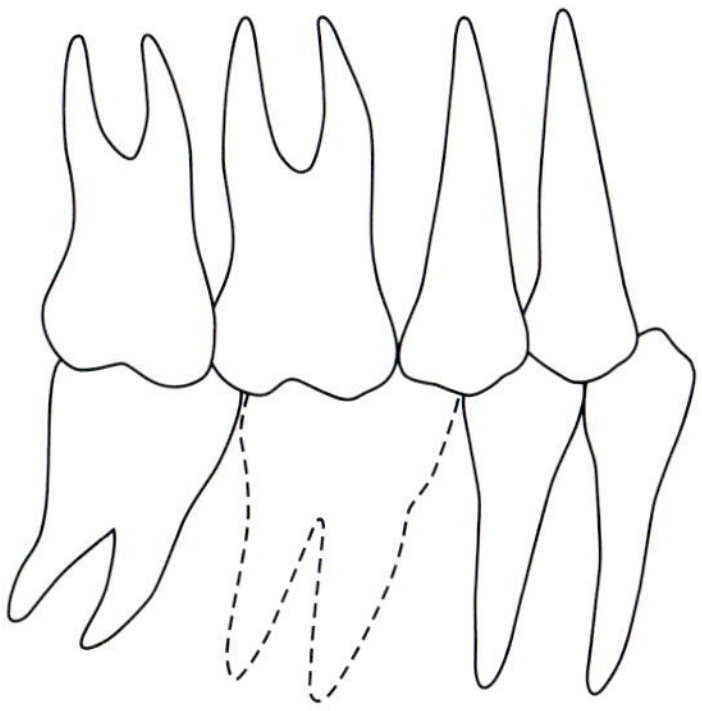

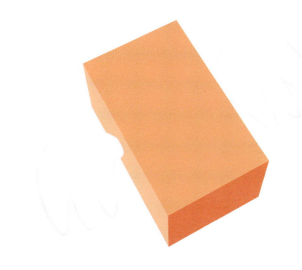

ブーフーウー*の、ウーの家

1本抜けると、しっかり噛《か》めない歯が2本できる

奥歯の上の歯と下の歯の噛み合わせは、じつはずれています。1本の歯の上に、2本の歯が並んで乗っかっています。これはちょうど「レンガ積み」のような構造なのです。この、複雑な噛み合わせが支え合って、「噛む力」を生んでいるのです。（丈夫なウーの家のような歯も）たった1本でも奥の歯を失ってしまうと、向きあっていた2本の歯にも影響して、3本の歯を失ってしまうことにつながるのです。たとえば、第一大臼歯1本を失うと、噛む力はなんと65％に減るという報告もあります。一生つきあう大切な大人の歯。生えてきたばかりの第一大臼歯をむし歯にしてしまうのは避けたいですね。

*童話『三匹の子ぶた』の三兄弟の名前。

人に良い食。

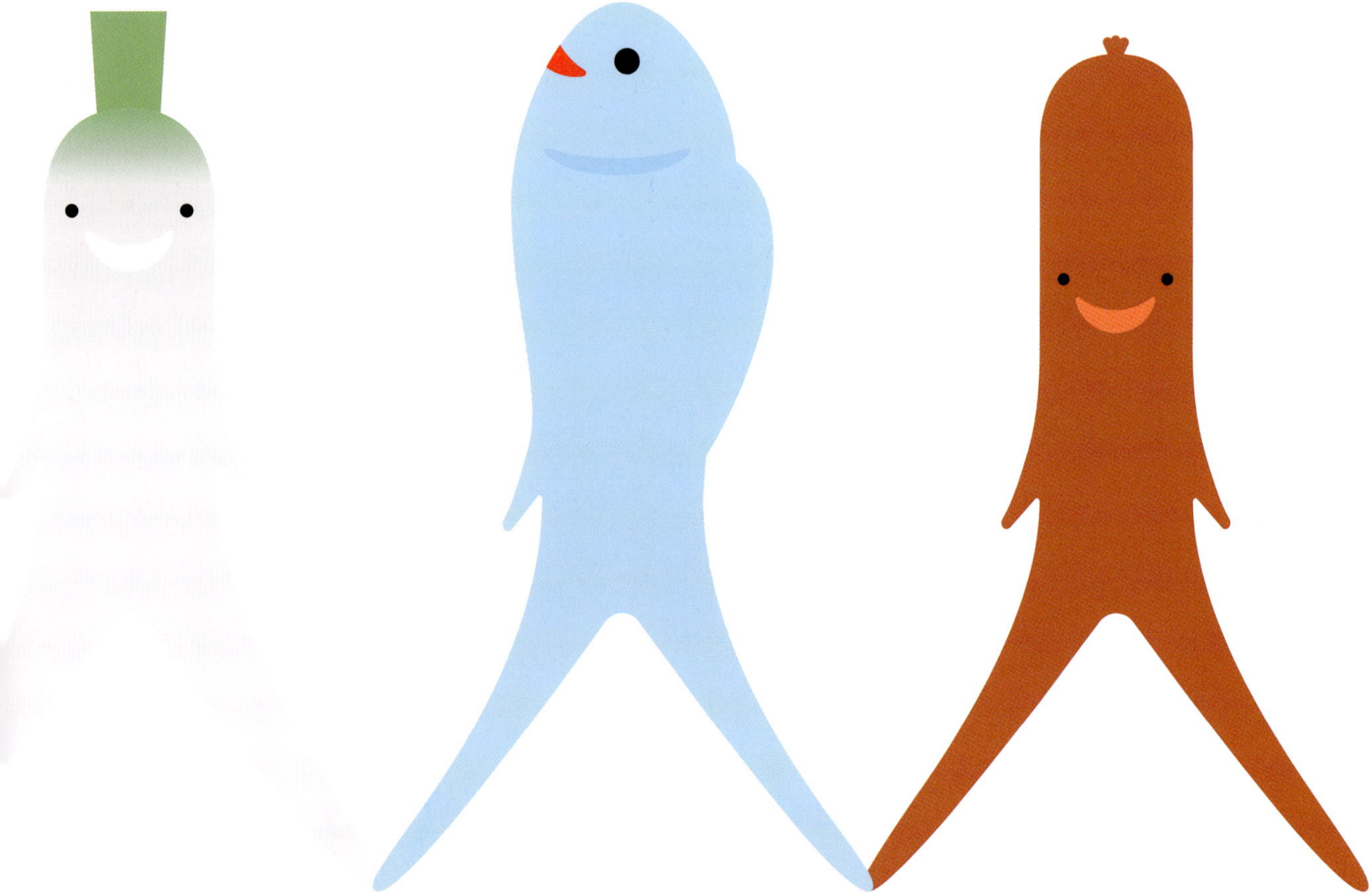

食育と歯育《しいく》 食べるいろは

はがあって、はじめていろいろ食べられる

食べるという字は、屋根のように「人」の字があって、その下に「良」という字があります。「人＋良＝食」。家族みんながひとつ屋根の下に集まって、身体に良いものを食べていることを表しています。最近、「食育」の大切さがいわれています。学校給食は食育に力を入れていますが、食育はまず家庭からはじめてください。丈夫な大人の歯に移行する今が食育を学ぶときです。おいしく食べることの大切さを覚えたら、歯をみがくことの大切さも一緒に学びましょう。これから一生つきあう大人の歯。母と子の「歯育」のスタートです。

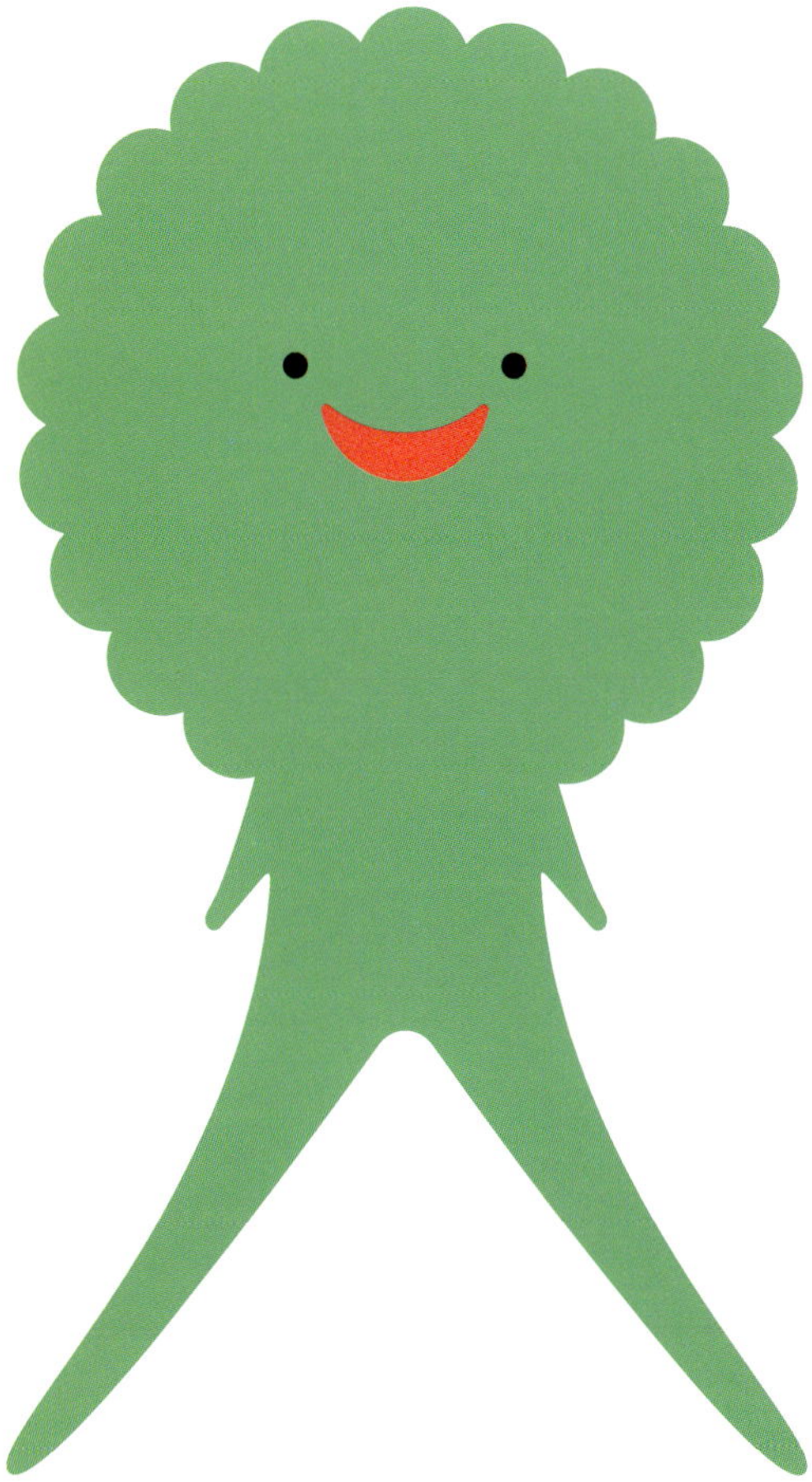

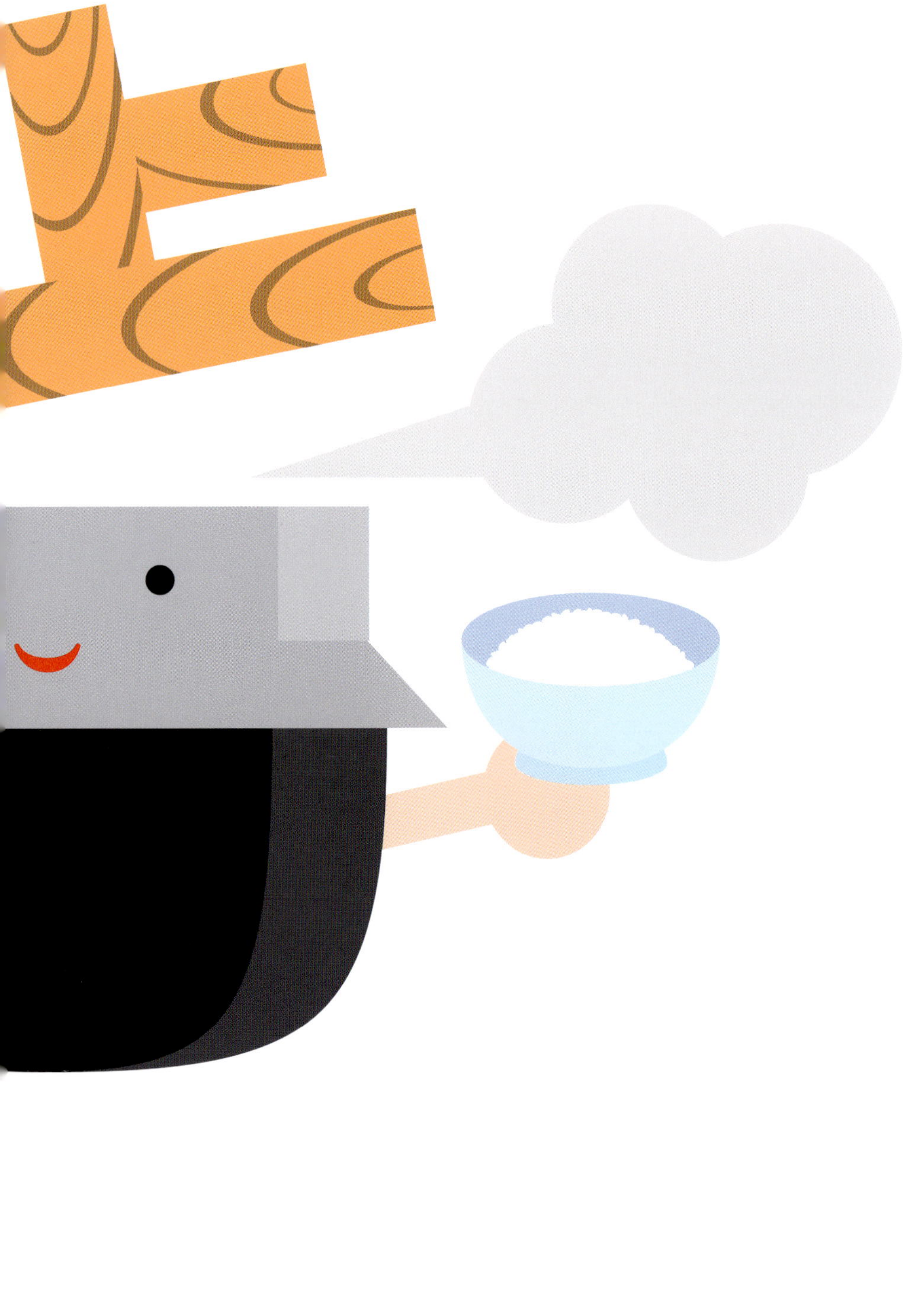

歯の字の中に米がある。

食育　身体も育つ、知も育つ

「歯」の漢字を習うころ、こどもたちの歯があぶない

お子さんが学校で「歯」の漢字を学ぶのは小学3年生のころ。生え替わりの大切な歯をむし歯にしてしまう年齢ともいわれています。6歳臼歯もまだ背が低く、歯の成分も軟らかい。前の歯も生え替わりがはじまっていますから、お口の中は歯並びガタガタ。お子さんも、覚えたての歯みがきの仕方では食べかすやプラーク（歯垢《しこう》）をしっかりと落とせない。そうするとむし歯菌にとって、お口の中はかっこうの棲《す》み家《か》となります。この絵は、ご飯がおいしく炊《た》ける羽釜《はがま》です。歯釜とも書きます。「歯」の字の中には「米」の字があります。日本人の主食はお米です。いい歯で、よく噛《か》み、いい身体。

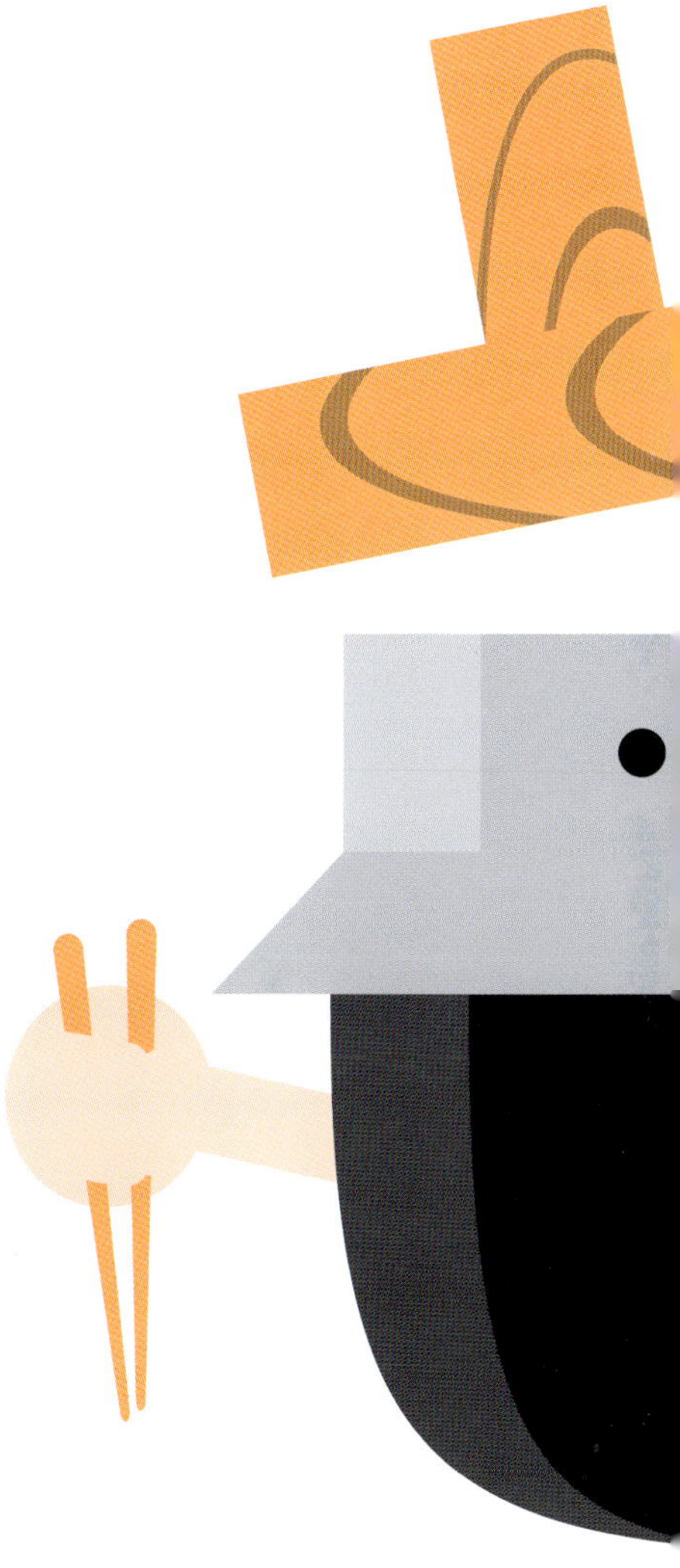

「米」が「異」なって、「糞」。

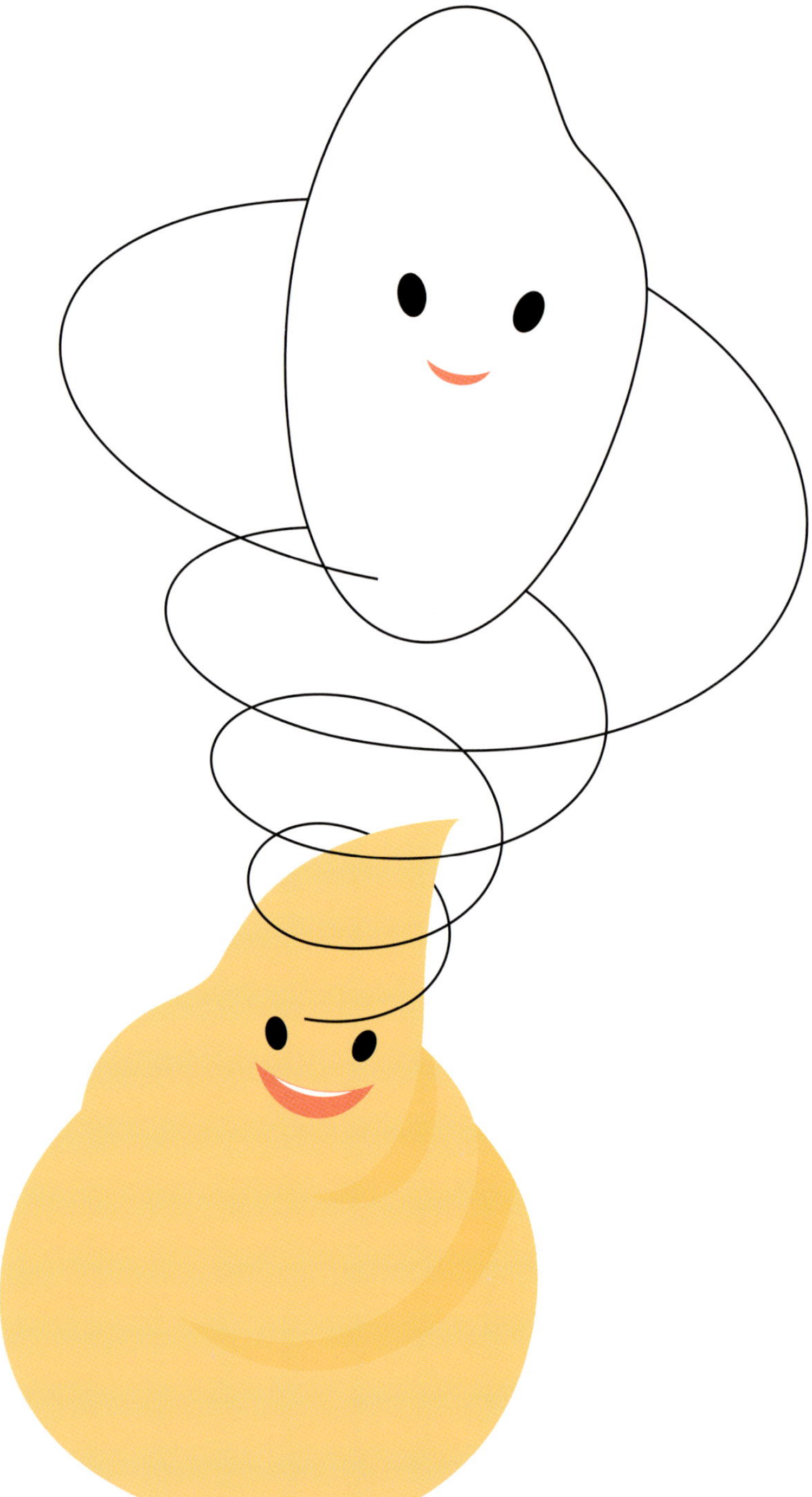

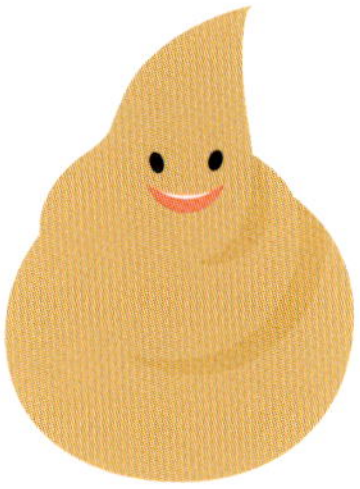

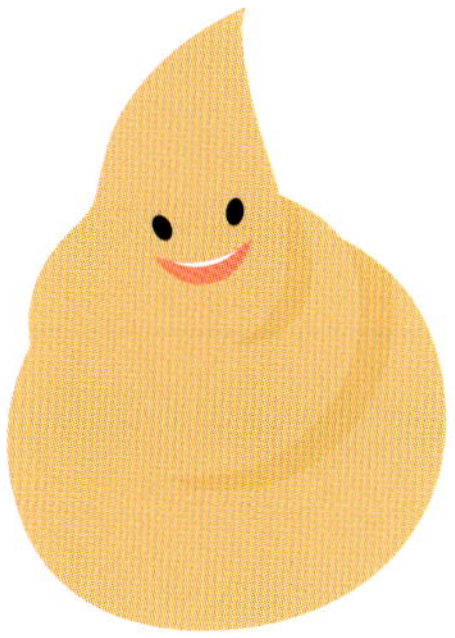

糞＝ふん・くそ・うんち（うんちは幼児語です。うんちに漢字はありません）

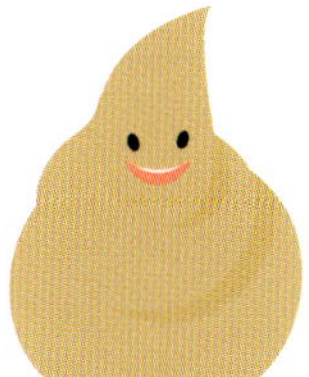

食育 うんちのうんちく

よく噛《か》むと健康なうんちができる。健康なうんちは臭くない

口から入った食べものは、食道を通って胃にいきます。ここで消化がはじまり、やがて腸におりて身体にいい栄養分が吸収されます。食べものの残りかすと、役目を終えた身体の細胞がうんちなのです。だ液には初期消化の成分が含まれています。いい歯でしっかり噛み砕《くだ》かれ、たくさんのだ液と混ざりあった食べものに出合うと、胃や腸の動きもスムーズに反応します。ひと口30回噛むと、だ液は胃や腸にたくさん送り込まれます。腸内の善玉菌と出合って、ふかふかなうんちの完成です。米を食べて、異なって「糞」になると書きます。パン食が大好きな今のひとは「麦＋異」なうんちをしていますね。

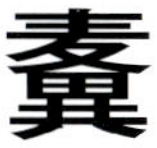

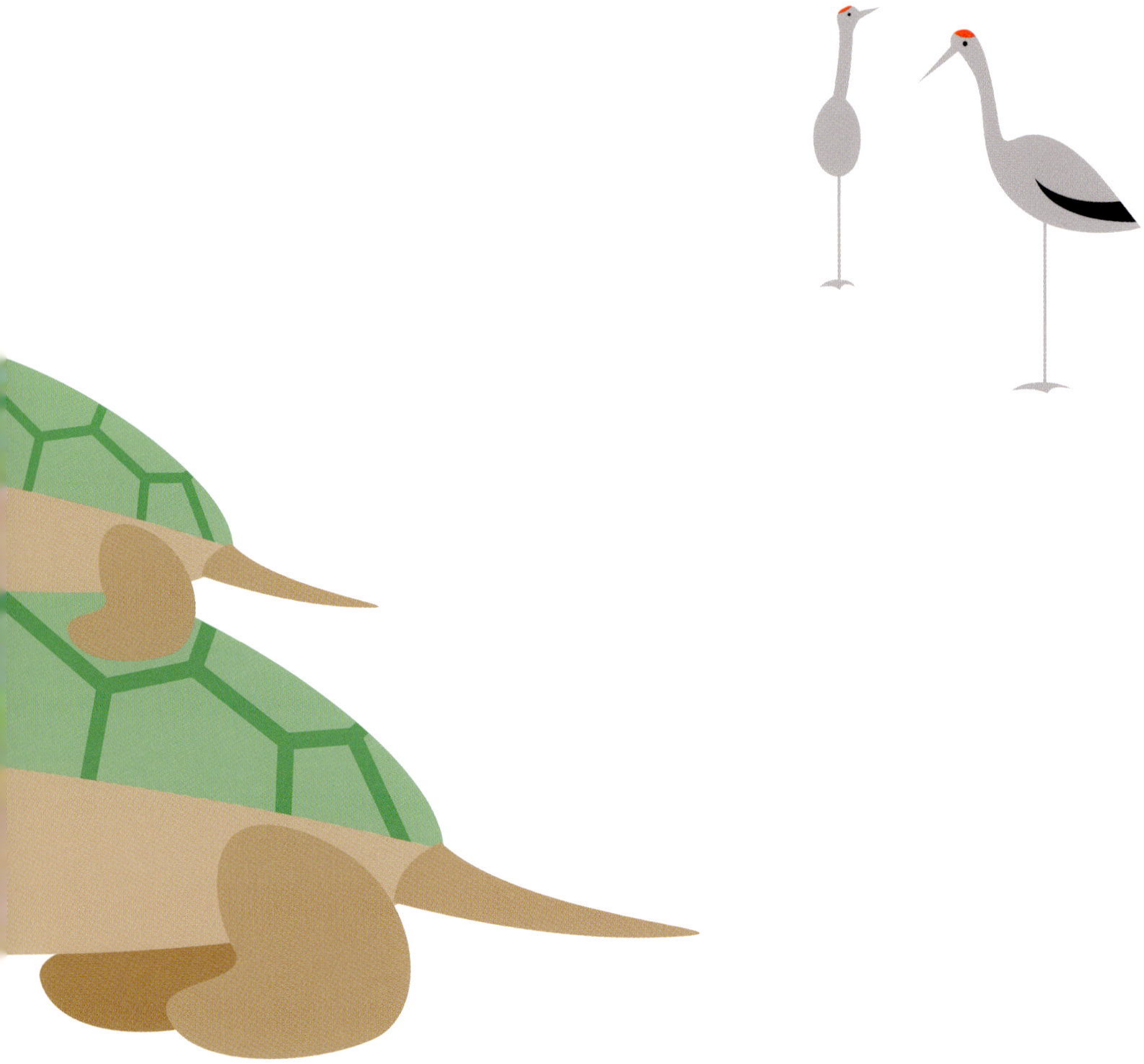

つるつる、かめかめ。

むし歯リスク

よく噛《か》む。好き嫌いをなくす。それがむし歯リスクをなくすクスリ

むし歯リスクとは、むし歯の原因をまねく要素です。よく噛むと、だ液がいっぱいでます。だ液は、歯についた食べかすを洗い流してくれます。だ液には殺菌作用もあり、プラーク（歯垢《しこう》）が大好きなむし歯菌が、食べかすを食べはじめ、酸をつくりだす前にやっつけてくれます。お子さんが嫌いな食べものは、よく噛まないで飲み込んでしまいますから、だ液があまりでません。むし歯リスクが高くなります。昔から「つるつるかめかめ」といわれますが、つるつる飲み込まないで、よく噛むようにしましょう。お蕎麦《そば》だって噛むほどにおいしい。むし歯リスクをふせぐ最良の方法は、正しい歯みがきです。

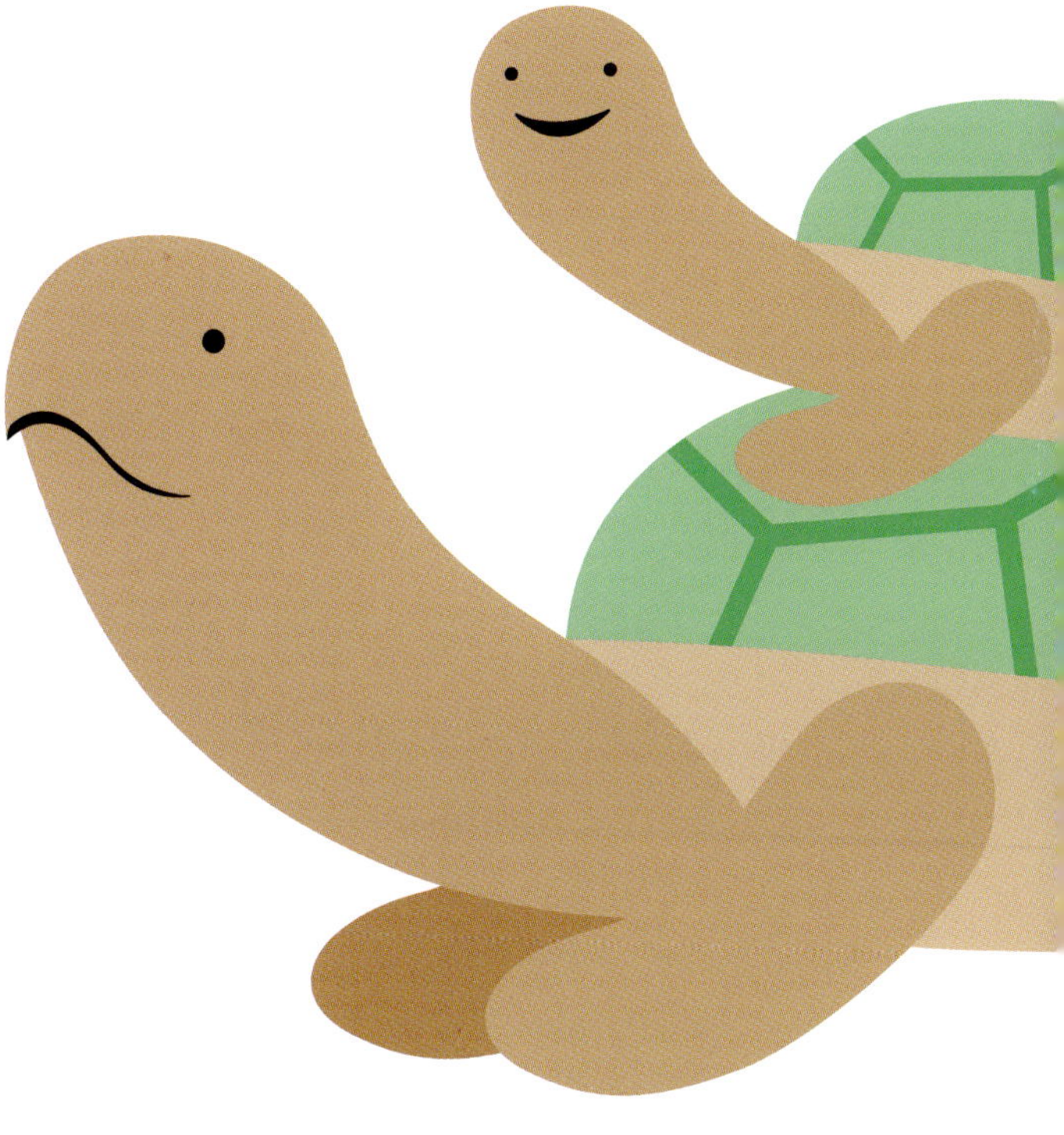

いただきます！　強いあご。

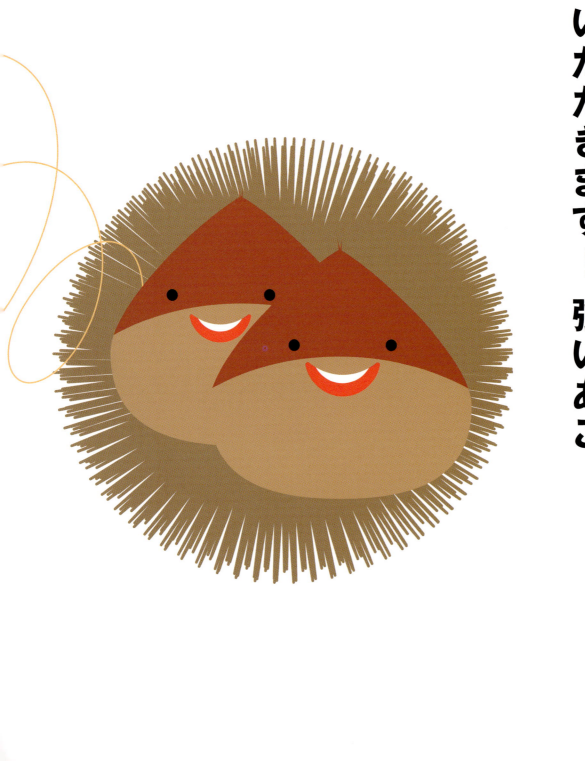

いただけません、弱いあご。

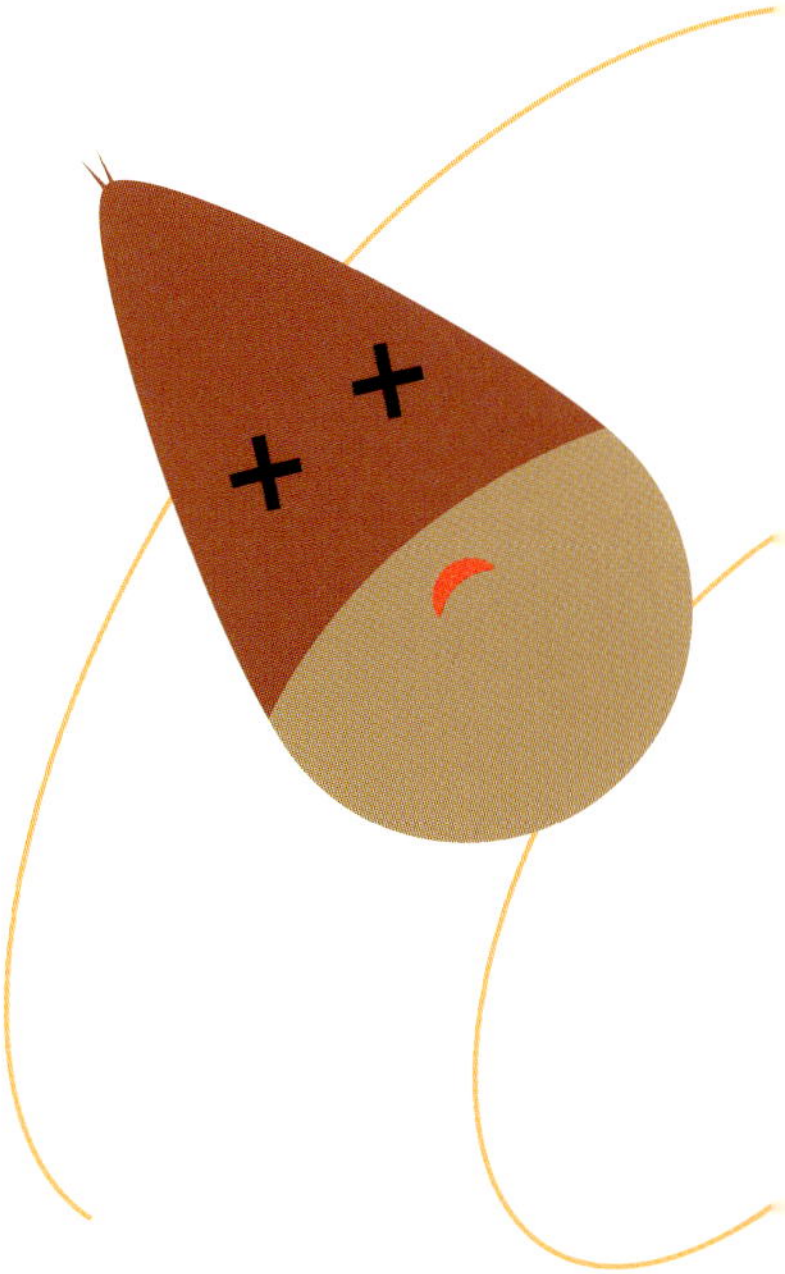

歯をささえるあご

あごは英語でチン。解凍するだけのチン！料理ではあごは力不足に加工食品が増えています。家族揃《そろ》っての「お家《うち》ご飯」でも、調理済食品や冷凍食品が大きな位置を占めています。こうした食材は、小さくカットしたりミンチにした軟らかいものが多いのです。軟らかいものばかり食べていると、噛《か》む回数と噛む力が減ります。「噛まないから、噛めなくなる」。「噛めないから、噛まなくなる…」。この悪循環で、あごの細いひ弱な顔立ちの子ども*が増えています。あごが小さいと、生えてきた永久歯がちゃんと一列に並ぶことができない。弱いあごでは、しっかり噛めない。強いあごと、丈夫な歯でいただきま～す。

*細面の顔があごが弱いとはいいきれません。

上だけ動かすハシ。
下だけ動く歯。

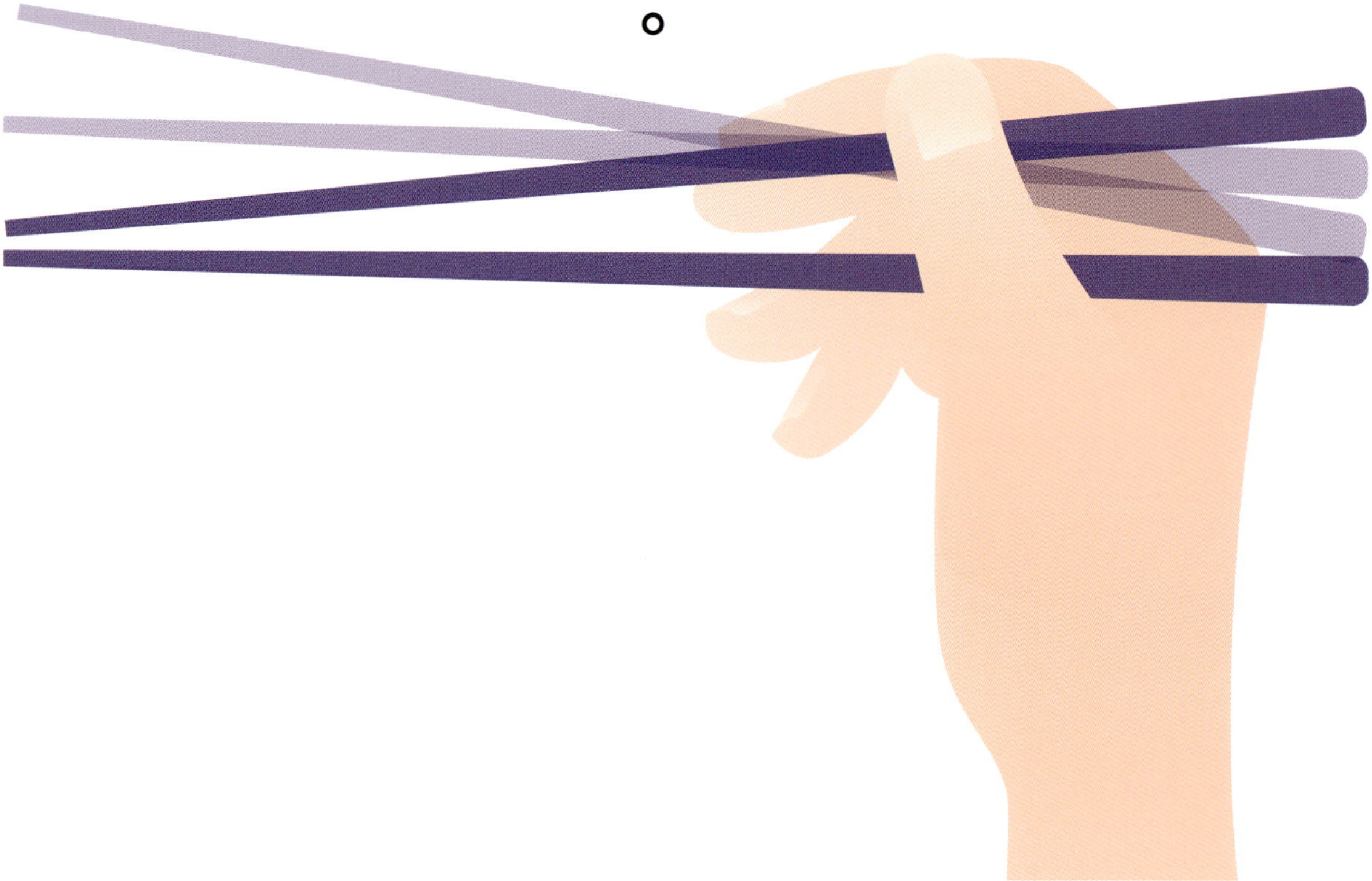

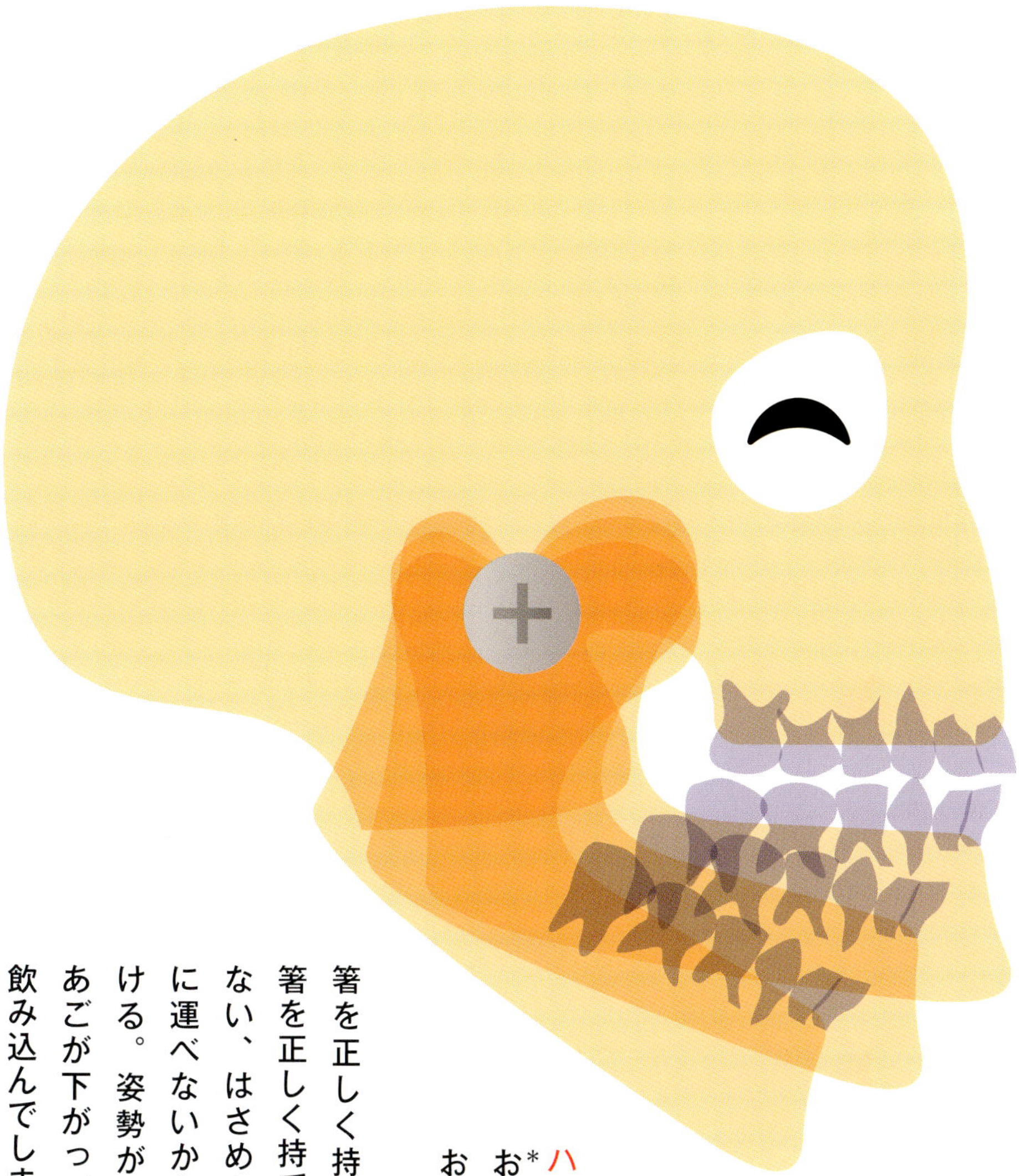

ハシを正しく使う

*お箸《はし》は右手で持つ。
お茶碗《ちゃわん》を左手で持って食べる

箸を正しく持てない子どもが増えています。箸を正しく持てないと、食べものを小分けできない、はさめない。食べものをちゃんと口元に運べないから、口のほうを食べものに近づける。姿勢が悪くなります。姿勢が悪いと、あごが下がって食べものを送り込めないから飲み込んでしまう。食べものの通りみち、喉《のど》も食道も胃も圧迫されるから、食事の量もきちんと取れなくなる。悪いことづくめなのです。メニューによっては、スプーンやフォークを使うのはかまいませんが、二本の箸を正しく使う食べ方の練習もそろそろはじめましょう。

*左利きの人は、逆です。

えんぴつ握りで
歯をみがく。

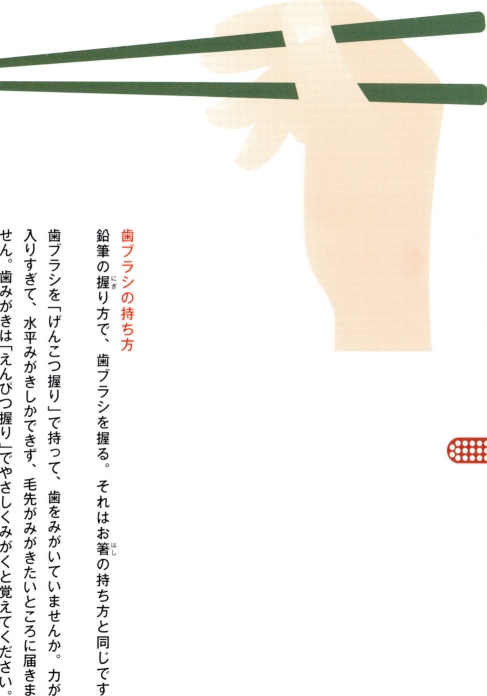

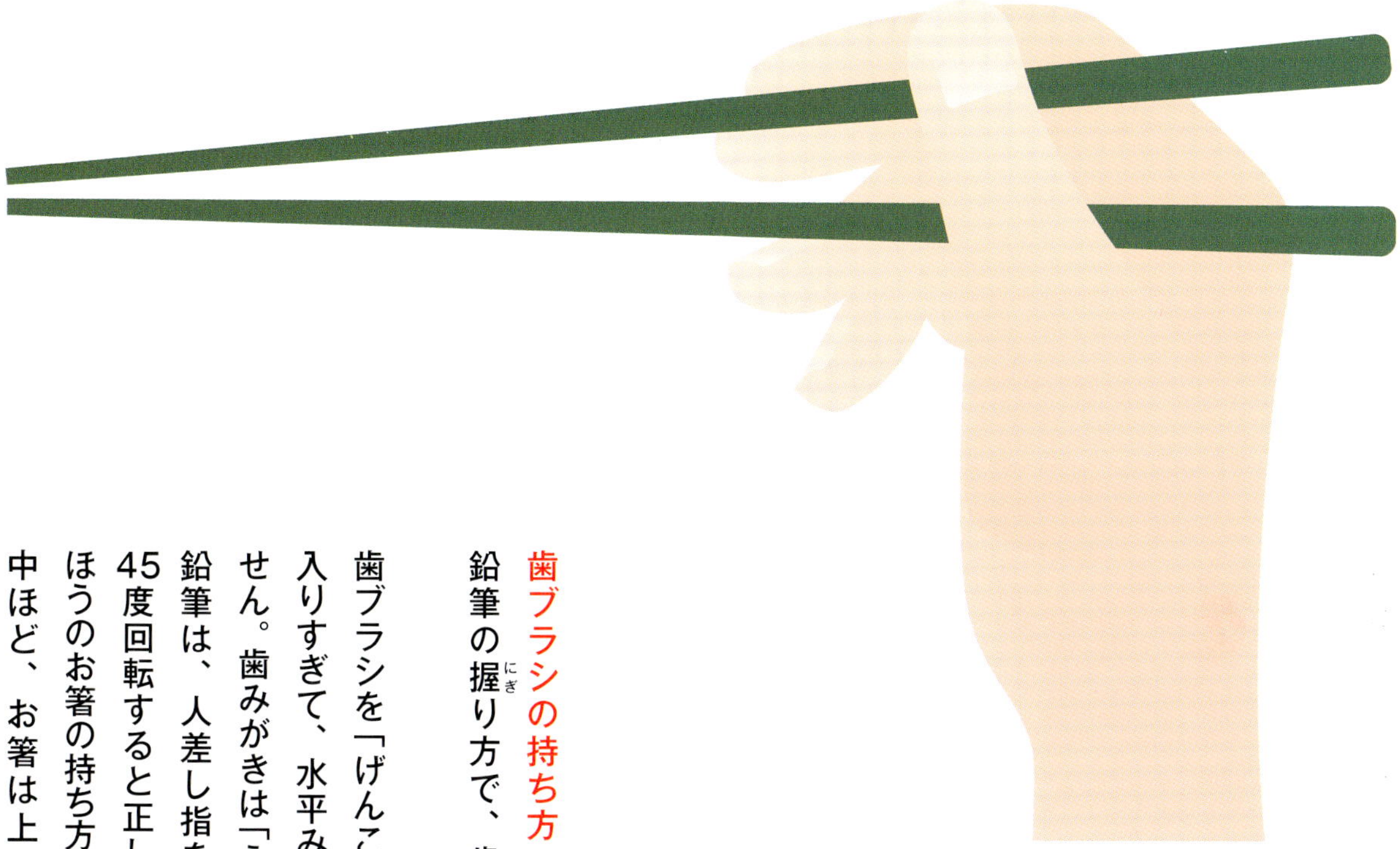

歯ブラシの持ち方

鉛筆の握《にぎ》り方で、歯ブラシを握る。それはお箸《はし》の持ち方と同じです

歯ブラシを「げんこつ握り」で持って、歯をみがいていませんか。力が入りすぎて、水平みがきしかできず、毛先がみがきたいところに届きません。歯みがきは「えんぴつ握り」でやさしくみがくと覚えてください。鉛筆は、人差し指を上に置き、親指と中指で支えます。その状態で、45度回転すると正しい歯ブラシの持ち方です。この持ち方は、動かすほうのお箸の持ち方と同じです。鉛筆は下のほう、歯ブラシはハンドルの中ほど、お箸は上のほうを握ります。「文字を書く絵を描く・歯をみがく・箸を持つ」は、ほとんど同じだった。3つ一緒に覚えましょう。

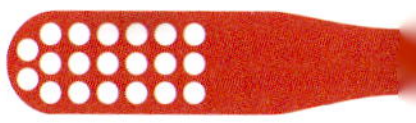

お口の健康、さ・し・す・せ・そ。

さっさとみがく、食べたらみがく
歯垢（プラーク）のもとを取りのぞく
すき間もしっかりみがきましょう
セルフケアとプロケア
そして定期健診を

さ

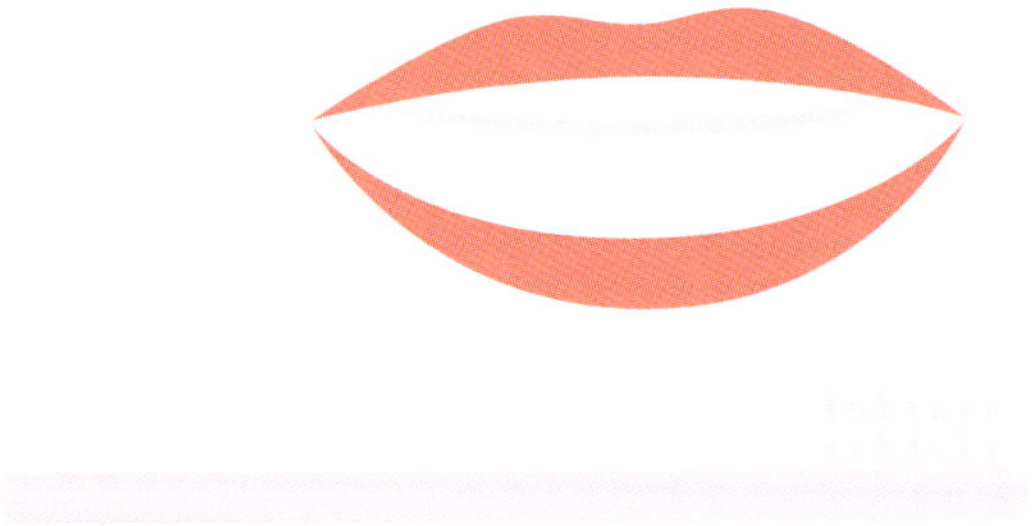

し

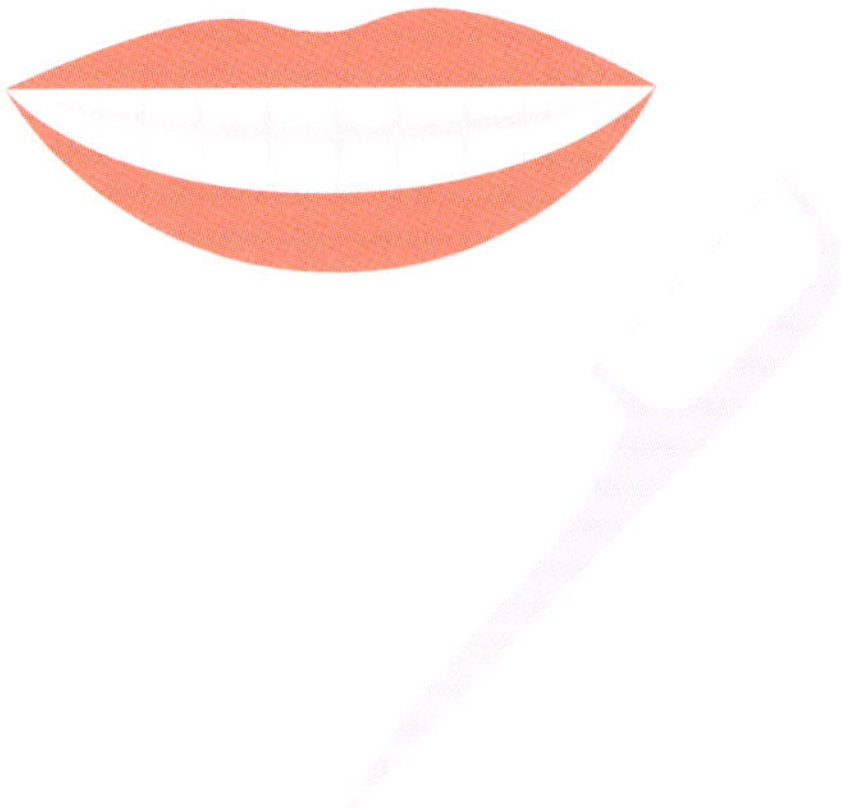

す

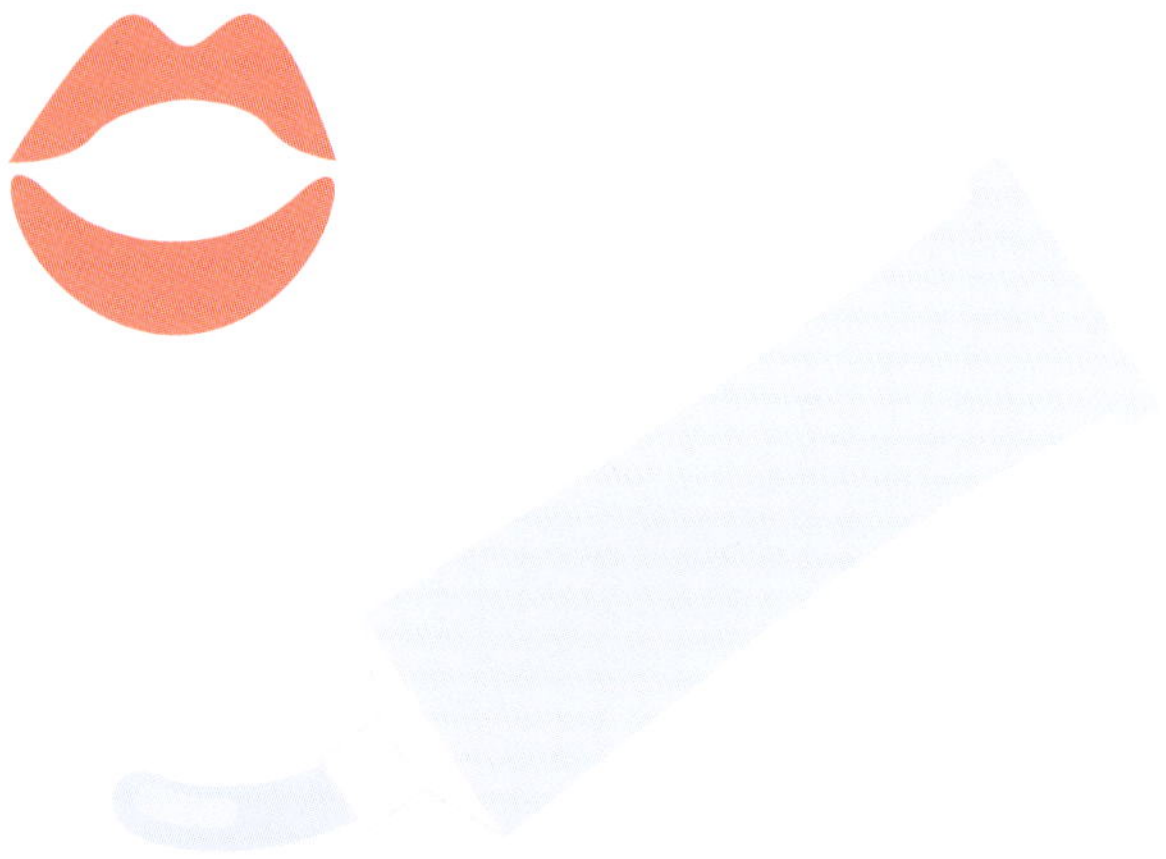

せ

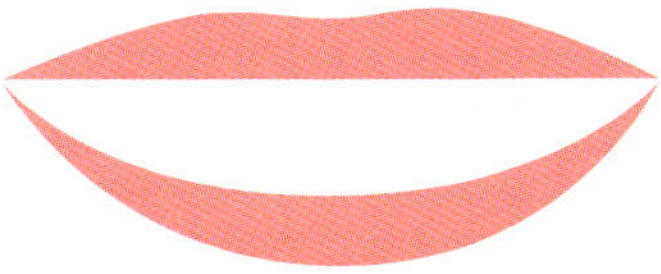

そ

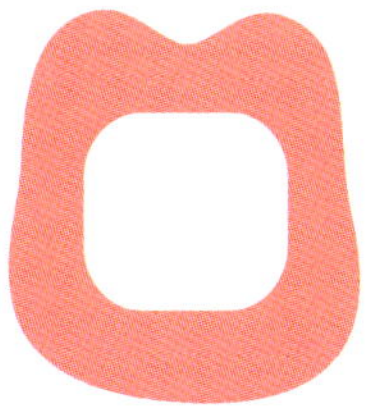

さしすせそっとしてられない

きれいな歯並び。「さ行」が正しく発音できていますか

調味料の「さ・し・す・せ・そ」は、砂糖・塩・酢・醤油（せうゆ）・味噌（みそ）です。歯みがきにも「さ・し・す・せ・そ」があります。お子さんひとりの自分みがきだけでは、むし歯から守りきれません。お子さん自身のセルフケアと、歯科医師のプロケアをつなぐのが、ママケアなのです。大人の歯が生えてきだしたら、口内環境は速いスピードで大きく変化します。お子さんの歯が生え替わるこの時期（混合歯列期《こんごうしれつき》）は、むし歯の発生と歯並びに要注意です。前歯は、話したり笑ったお口で判《わか》りますが、奥歯を覗《のぞ》いてみてください。

金田一 剛
デザインディレクター 編集クリエイター
歯科の世界で、長年にわたりデザインやPR活動などにたずさわる。

佐藤豊彦
イラストレーター スーパーイラストレーションスクール主宰

金田 洌
東京医科歯科大学 歯学博士

はははははいい

母は歯はいい。混合歯列期編1

2015年3月10日 第1版第1刷発行

著者 金《きん》田《だ》一《いち》 剛《こう》・文 佐《さ》藤《とう》豊《とよ》彦《ひこ》・え
監修 金《かね》田《だ》 洌《きよし》
発行人 佐々木一高

発行所 クインテッセンス出版株式会社
〒113-0033 東京都文京区本郷3丁目2番6号 クイントハウスビル
電話 03-5842-2270(代表)
03-5842-2272(営業部)
http://www.quint-j.co.jp/

デザイン Kindaichi Design
印刷・製本 サン美術印刷株式会社

ISBN978-4-7812-0423-9 C3047

混合歯列期

6歳臼歯が生えてくる
前歯から生え替わる

イラストは上顎(上の歯並び)です

■乳歯の名前：前の歯から、 A B C…

A　乳中切歯
B　乳側切歯
C　乳犬歯
D　第一乳臼歯
E　第二乳臼歯

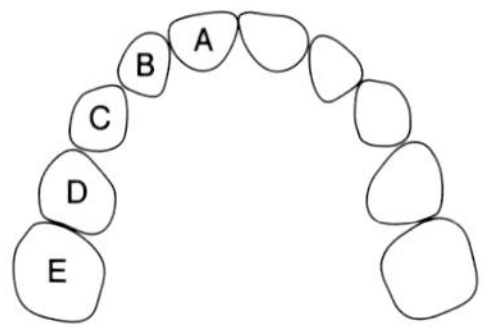

3歳のころ：
乳歯列の完成。

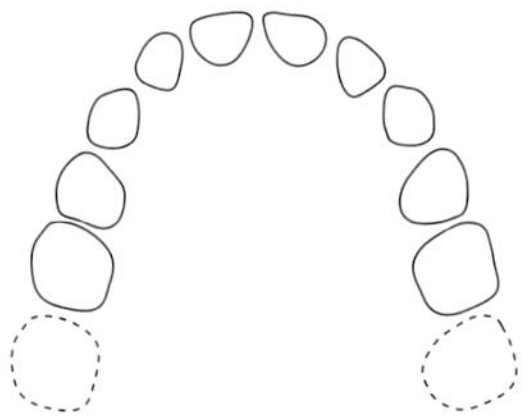

6歳のころ：
乳歯列の奥に6歳臼歯
(永久歯 第一大臼歯)
が生えてくる。

あごが発達し、
乳歯間に
すき間ができてきます。

乳前歯がぐらぐらしてきます。

混合歯列期：乳歯と永久歯が混在する。

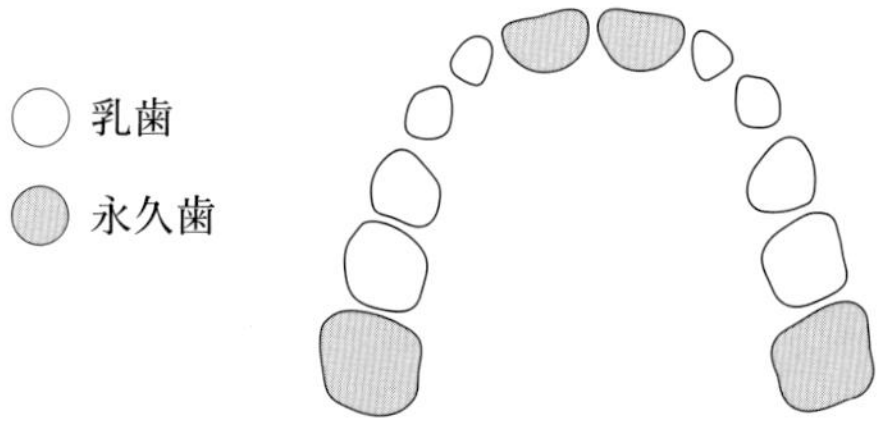

下の前歯から生え替わりが
はじまります。

7～8歳：
6歳臼歯の完成。

混合歯列期のお口の中はデリケート。かかりつけの歯科医院で健診し、指導を受けてください。

■永久歯の名前：前の歯から、1 2 3…

1　中切歯
2　側切歯
3　犬歯
4　第一小臼歯
5　第二小臼歯
6　第一大臼歯
7　第二大臼歯

8　第三大臼歯

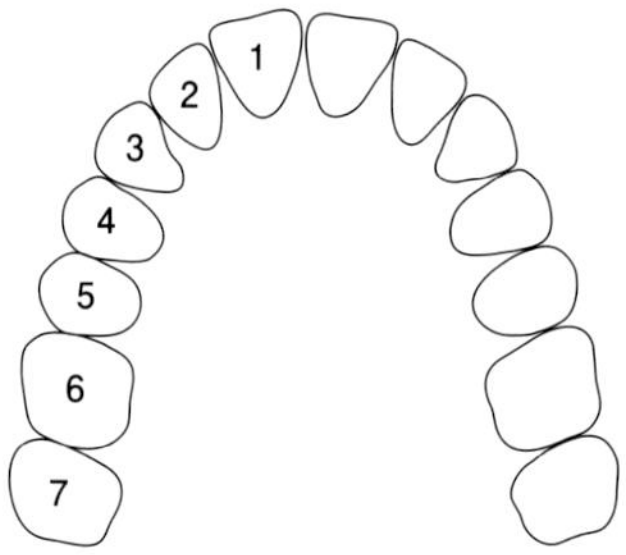

12歳：
大人の歯、12歳臼歯
(永久歯 第一大臼歯)が生えてくる。
犬歯も生え揃う。

13歳くらいで永久歯列の完成。

第三大臼歯は、「親知らず」ともいい、生えてこない人も多くいます。異常ではありません。

6歳臼歯・12歳臼歯といういい方は、ほぼその年齢で生えてくるということです。半年から1年くらいずれる子もいます。